निराशा छोड़ो सुख से जिओ

हरेन्द्र 'हर्ष'

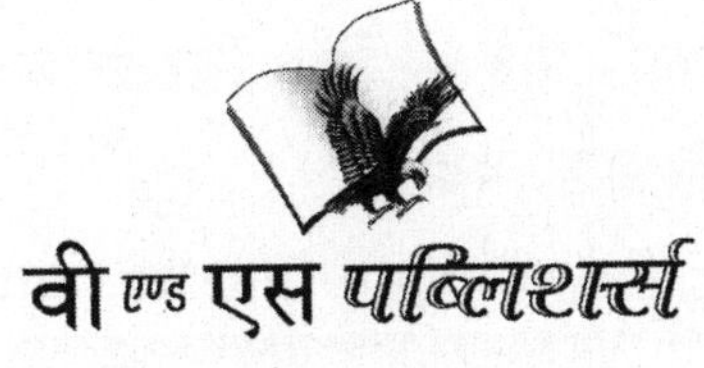

वी एण्ड एस पब्लिशर्स

आत्म-विकास की सर्वश्रेष्ठ पुस्तकें

- हाँ, तुम एक विजेता हो!
- जीवन में सफल होने के उपाय
- भयमुक्त कैसे हों
- धैर्य एवं सहनशीलता
- व्यवहार कुशलता
- मन की उलझनें कैसे सुलझाएँ
- खुशहाल जीवन जीने के व्यावहारिक उपाय
- साहस और आत्मविश्वास
- सार्थक जीवन जीने की कला
- मानसिक शान्ति के रहस्य
- सफल वक्ता एवं वाक प्रवीण कैसे बनें
- खुशी के सात कदम
- आत्म-सम्मान क्यों और कैसे बढ़ाएँ

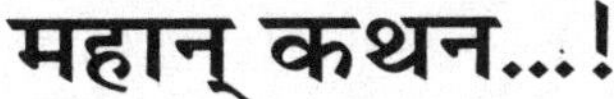

- आशा अमर है, उसकी आराधना कभी निष्फल नहीं होती।

—महात्मा गांधी

- आशा उत्साह की जननी है। आशा में तेज है, बल है, जीवन है। आशा ही संसार की संचालक शक्ति है।

—प्रेमचंद

- आशा और आत्मविश्वास ही वे वस्तुएं हैं, जो हमारी शक्तियों को जाग्रत करती हैं और हमारी उत्पादन शक्ति को दुगुना-तिगुना बढ़ा देती हैं।

—स्वेट मार्डेन

- जहां कोई आशा नहीं होती, वहां कोई उद्योग भी नहीं होता।

—जॉनसन

- उठो, जागो और तब तक न रुको, जब तक लक्ष्य प्राप्त न हो।

—विवेकानंद

- जीवन में सफलता पाना एकाग्रता और निरंतर प्रयास पर अधिक निर्भर है।

—सी. डब्ल्यू बैन्डेल

- सब कार्यों में सफलता पूर्व तैयारी पर निर्भर रहती है। पूर्व तैयारी के बगैर निश्चित रूप में असफलता ही साथ रहती है।

—कन्फ्यूशियस

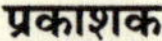
प्रकाशक

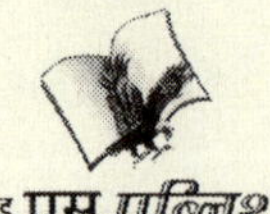

वी एण्ड एस पब्लिशर्स

F-2/16, अंसारी रोड, दरियागंज, नई दिल्ली-110002
☎ 23240026, 23240027 • *फैक्स:* 011-23240028
E-mail: info@vspublishers.com • *Website:* www.vspublishers.com

क्षेत्रीय कार्यालय : हैदराबाद
5-1-707/1, ब्रिज भवन (सेन्ट्रल बैंक ऑफ इण्डिया लेन के पास)
बैंक स्ट्रीट, कोटी, हैदराबाद-500 095
☎ 040-24737290
E-mail: vspublishershyd@gmail.com

शाखा : मुम्बई
गोदाम 34 ऐट द मॉडल को-आपरेटिब हाउसिंग सोसाइटी लि0,
'साहकार निवास' ग्राउण्ड फ्लोर, नेक्स्ट टू सोबो सेन्ट्रल, मुम्बई - 400 043
☎ 022-23510736
E-mail: vspublishersmum@gmail.com

फ़ॉलो करें: 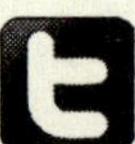 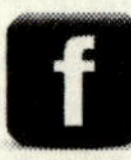 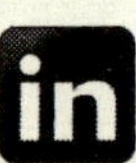

हमारी सभी पुस्तकें **www.vspublishers.com** पर उपलब्ध हैं

ISBN 978-93-814486-3-2
संस्करण: 2015

मुद्रक: परम ऑफसेटर्स, ओखला, नई दिल्ली-110020

आपसे बातें

सुखी, समृद्ध और खुशहाल जीवन ही हमारा वास्तविक लक्ष्य है। इसलिए शांत चित्त और प्रसन्न मन से अपने लक्ष्य के प्रति सतर्कता बरतनी होगी। आपकी सतर्कता और निष्ठा ही आपको आपके लक्ष्य के निकट अवश्य ले जाएगी, लेकिन यह तभी संभव है, जब आप आशावादी होंगे। आपको निराशा जैसे रोग से छुटकारा पाना ही होगा। निराशा वास्तव में व्यक्ति की आंतरिक ऊर्जाओं को नष्ट करती है, जिससे वह हिम्मत हारता है और कई बार तो बुरी तरह परास्त हो जाता है। विश्व विख्यात मानव शास्त्री स्वेट मार्डेन ने भी कहा है कि आशा हमारी शक्तियों को जाग्रत करती है, जिससे हम दुगुने-तिगुने उत्साह से कार्य करने लगते हैं।

आप इस पुस्तक को जैसे-जैसे पढ़ते जाएंगे और इसमें बताए रास्तों पर दृढ़तापूर्वक चलते जाएंगे, आप में आशा रूपी रक्त का संचार होने लगेगा और निश्चय ही अंत तक पहुंचते-पहुंचते आपको लगेगा कि वास्तव में आप अपने लक्ष्य तक आ पहुंचे हैं और अब आपको लक्ष्य को केवल स्पर्श ही करना है। लक्ष्य प्राप्त करना आसान काम नहीं है। उस तक पहुंचने के लिए आपने आशा रूपी ऊर्जा के साथ बहुत श्रम किया है। तभी तो आप यहां तक पहुंच पाए हैं। आज ही से आप अपने मन में गांठ बांध लें कि आपकी जिंदगी का प्रत्येक दिन आपके जीवन को सार्थकता प्रदान करेगा, कोई भी दिन व्यर्थ नहीं जाएगा। उस दिन को व्यर्थ

ही गंवाया हुआ समझें, जिस दिन सूरज डूबने तक आप निराशा में डूबे रहें और कोई अच्छा काम न कर पाएं।

आपके जीवन का प्रत्येक दिन आशा से भरपूर आपकी सफलता का दिन होना चाहिए। यही आपका पुरुषार्थ है। कर्तव्य पालन के लिए लक्ष्य को कभी मत भूलो। अपने लक्ष्य पर ध्यान एकाग्र करके ही अर्जुन ने चिड़िया और मछली की आंखों को बाणों से बेधने में सफलता पाई थी। आप भी अपने कर्म क्षेत्र के अर्जुन हैं। अपने लक्ष्य पर दृष्टि जमाओ, लक्ष्य अवश्य सिद्ध होगा और तभी इस पुस्तक को आप तक पहुंचाने का वास्तविक लक्ष्य भी पूर्ण होगा।

जब निराशा के काले बादल छंट जाएं और आपको लक्ष्य की प्राप्ति हो जाए, तो हमारे सम्पादकीय विभाग को अपनी राय से अवश्य अवगत कराएं। तभी हम समझ पाएंगे कि हमने भी अपना लक्ष्य प्राप्त कर लिया है, क्योंकि आपकी सफलता ही हमारा लक्ष्य है।

—सम्पादकीय कक्ष से

अंदर के पृष्ठों में ...

शायद हमने अपने अंदर यह पता लगाने का प्रयत्न कभी नहीं किया कि वहां कोई विचारक, कलाकार, समाजसेवक, नेता, कोई बड़ा व्यापारी अथवा कोई महान् व्यक्ति तो छिपा नहीं बैठा है, अन्यथा आज हम इस साधारण स्थिति में न पड़े होते। अभी भी समय नहीं निकला है। हम आज ही निराशा और उदासी को दूर भगा सकते हैं, अपने आत्मविश्वास को जाग्रत कर सकते हैं और अपने अंदर छिपे महापुरुष को अभिव्यक्त होने का अवसर दे सकते हैं। देखते-ही-देखते हमारे सम्मुख ऐसे मार्ग खुलते चले जाएंगे, जिन पर चलकर अभीष्ट लक्ष्य तक आसानी से पहुंचा जा सकता है।

लेखक की क़लम से...

अध्याय 1

मत हो उदास, मत हो निराश

मन की उमंगें आशा के सागर में हिलोरें लेकर अवसाद भरी उदासीन निराशा को जड़ से नष्ट कर देती हैं। यही है आशा का चमत्कार।

मनुष्य आज निराश और दुखी क्यों है ? जबकि उसके पास सुख-साधनों के अंबार लगे हैं। वह वैभवशाली जीवन व्यतीत कर रहा है। बटन दबाते ही हर कार्य पूर्ण हो जाता है। इसके विपरीत सतयुग में हमारे ऋषि-मुनि संतुष्ट और सुखी क्यों और कैसे थे ? जबकि वे वनों में रहकर कंद-मूल फल खाकर अभावों से भरी जिंदगी जीते थे, फिर भी वह मस्त व सुखी रहते थे। आखिर कैसे ? अगर इस रहस्य को हम जानना चाहते हैं, तो हमें बहुत गहराई में उतरकर इसके मूल स्रोत पर ध्यान केंद्रित करना होगा। हमारे सुख-दुख का मूल कारण है, हमारे विचार करने की शैली। वैज्ञानिक प्रगति के कारण सभी प्रकार की सुख-सुविधाओं के रहते हुए भी जिंदगी में नीरसता, अशांति, दुख, उद्विग्नता आदि का मुख्य कारण है कि हमने परिस्थितियों को तो बदला है, परंतु अपने चिंतन पर पर्याप्त ध्यान नहीं दिया। मानव कैसा है और कैसा उसका भविष्य होगा, यह सब बातें उसकी विचार शैली पर ही निर्भर करती हैं। अंग्रेजी भाषा में सुप्रसिद्ध कवि इलियट अपने प्रत्येक जन्म-दिन पर काले व भद्दे कपड़े पहन कर शोक मनाया करते थे।

तथा कहते थे, ''अच्छा होता यह जीवन मुझे न मिलता, मैं दुनिया में न आता।'' जबकि ठीक इसके विपरीत अंधे कवि मिल्टन का कथन था, ''भगवान का लाख-लाख शुक्र है कि उसने मुझे जीने का अमूल्य वरदान दिया।'' अतः जिंदगी में दुख, क्लेश, अशांति, पश्चाताप, उद्विग्नता, सुख, शांति, खुशी, प्रसन्नता आदि का मूल स्रोत हमारे विचार ही हैं, अन्य कोई कारण नहीं है।

विचार में अपार शक्ति होती है। वे हमेशा कर्म करने की प्रेरणा देते हैं। विचार-शक्ति यदि अच्छे कर्मों में लग जाए, तो अच्छे और यदि बुरे कर्मों में लग जाए, तो बुरे परिणाम प्राप्त होते हैं। विचार अच्छे हों या बुरे, किंतु यह निश्चित है कि विचार मनुष्य की अनिवार्य पहचान हैं। सामान्यतः मनुष्य विचारविहीन नहीं हो सका। विचारविहीन मनुष्य की कल्पना निरर्थक है। हां, विशेष यौगिक क्रियाओं द्वारा विचार शून्यता की स्थिति प्राप्त की जा सकती है और इस स्थिति का मुख्य उद्देश्य होता है व्यर्थ के विचारों को त्यागकर लोक मंगल के विचारों को प्रधानता देना और इतिहास साक्षी है कि आज तक समस्त भूमंडल पर जितने भी सर्वश्रेष्ठ कार्य हुए हैं, वह व्यक्ति अथवा समाज के उत्कृष्ट विचारों के कारण ही कार्य रूप में परिणित हो पाए हैं।

अब प्रश्न उत्पन्न होता है कि जब इतनी शक्तिशाली और बेशकीमती धरोहर हमें प्रकृति द्वारा निःशुल्क प्रदत्त है और हम जब चाहे तब उसका उपयोग भी कर सकते हैं, तो फिर आज हम अकारण ही इतने निराश, चिंतित, दुखी अथवा हतोत्साहित क्यों हैं ? इतनी विशाल शक्तिशाली संपदा का स्वामी होने के बाबजूद भी अपने को इतना निरीह असहाय क्यों समझने लगते हैं ? क्यों नहीं अपने द्वारा ही अपने भाग्य और सुखद भविष्य का निर्माण करते ? क्यों नहीं स्वयं को भी महामानवों की शृंखला में सम्मिलित करते ?

पंच तत्वों से निर्मित इस काया में जीवन ऊर्जा हेतु मानसिक शक्ति की अपार क्षमता है, किंतु अधिकांशतः लोग इसका अपव्यय ही करते हैं। निरर्थक और निरुद्देश्य बातों-बातों में व्यर्थ समय नष्ट करते हैं। वे नहीं जानते कि इस प्रकार से वे अपनी कितनी शक्ति नष्ट कर रहे हैं ? सतर्कता बरतकर इसी शक्ति को उपयोगी कार्यों में लगाकर बड़ी सफलता प्राप्त की

जा सकती है। क्या अपने संबंध में आपने भी कभी विचार किया है अथवा अपने अंतर्मन में झांकने का प्रयत्न किया है। यदि नहीं तो अपने विषय में भी प्रमुखता के साथ विचार करें। हम दर्पण में अपना चेहरा निहारते हैं तथा उस पर जमी मलिनता को प्रयत्न पूर्वक विभिन्न साधनों द्वारा साफ कर उज्ज्वल और चमकदार बना देते हैं। वह सुंदर नजर आने लगता है और हमारा प्रतिबिंब भी अधिक स्पष्ट दिखता है। इसी प्रकार अंतःकरण के दर्पण में अपने आपको देखने और बारीकी से परखने पर उसकी मलिनताएं भी स्पष्ट दृष्टिगोचर होने लगती हैं, और गंदगी हमारे अंदर की वास्तविक सुंदरता को छिपाए रहती है। अपनी कमियों को दूर करने, मलिनता को मिटाने और आत्म परीक्षण एवं निरीक्षण द्वारा गंदगी की पर्तों को हटाना ही आत्मा के अनन्त सौंदर्य को बढ़ाना है।

संसार में दो प्रकार के लोग होते हैं। प्रथम तो जो कल्पना और दर्शन में जीते हैं, द्वितीय प्रकार के मनुष्य यथार्थ और सत्य में जीने वाले होते हैं। कल्पना में अद्‌भुत आकर्षण होता है, परंतु वह वैसा ही है, जैसे मरुस्थल की मरीचिका में भटकता हुआ मनुष्य। हमें इसी मृग मरीचिका को भेदकर निकलना है। कल्पना के जंजाल को तोड़कर यथार्थ का स्पर्श करना है। संसार की हर वस्तु में अच्छाई और बुराई होती है। कुछ बातें, वस्तुएं आदि हमें इसलिए प्रिय लगती हैं, क्योंकि उनसे हमें सुख की प्राप्ति और आनंदानुभूति होती है। दूसरी अन्य वस्तुएं और बातें हमें इसलिए बुरी अथवा खराब प्रतीत होती हैं, क्योंकि वे हमारी इच्छाओं एवं आकांक्षाओं के विपरीत हैं और आनंद में बाधक हैं। परंतु वास्तविकता ठीक इसके विपरीत है। वह हर वस्तु जिसमें हमें मात्र अच्छाई ही दृश्यमान होती है, वह अपने अंदर ना जाने कितनी बुराइयों और कमियों को छिपाए रहती है। जब कि हर बुराई भी अपने अंदर कोई-न-कोई अच्छाई अथवा गुण छिपाए रहती है।

सफलता सबको प्यारी लगती है और असफलता सबको उदास और निराश कर देती है, परंतु हमें असफलता से उदास और निराश होने की आवश्यकता नहीं है। जीवन के इस महत्वपूर्ण सोपान पर हमें अपनी दृढ़ता और आत्म-विश्वास को कठोरता प्रदान करनी है और सोचना है कि किन परिस्थितियों, कमियों अथवा भूलों के कारण हमें असफलता प्राप्त हुई है,

तभी हम अपनी भूलों को सुधारने का प्रयास कर सकते हैं। वास्तव में असफलता ही सफलता का पथ प्रशस्त करती है। सफलता के लिए अनुकूल परिस्थितियों की प्रतीक्षा नहीं की जाती। अपनी संकल्प शक्ति को जाग्रत तथा विकसित किया जाता है। प्रतिकूलताओं से टकराकर निराशा को आशा में बदला जाता है। आत्मविश्वास के बल पर यह कार्य आसानी से किया जा सकता है। यहां ऐसे ही कुछ विश्व प्रसिद्ध व्यक्तियों के जीवन चरित्र प्रस्तुत हैं–

प्रसिद्ध अमेरिकी राष्ट्रपति अब्राहम लिंकन *को कौन नहीं जानता ? न्याय और समानता की खातिर अपने प्राणों की आहुति दे दी। लेकिन वास्तविक जीवन में लिंकन और असफलताएं एक दूसरे के लिए पूरक थे। यदि लिंकन के जीवन के सभी कार्यों का हिसाब लगाया जाए, तो उन्हें सौ में से निन्यानवे बार अपने जीवन में असफलताओं का मुंह देखना पड़ा है। उन्होंने जिस कार्य में हाथ डाला, उसी में असफल सिद्ध हुए, प्रतिदिन के जीवन निर्वाह हेतु एक दुकान में नौकरी की, तो कुछ ही समय पश्चात मालिक एवं दुकान का दिवाला ही निकल गया। वह फिर सड़क पर आ गए। जैसे-तैसे जुगाड़ कर मित्र की साझेदारी में दुकान की, तो दुकान भी डूब गई। कर्ज चढ़ गया, काफी परिश्रम एवं मेहनत द्वारा इस परेशानी को दूर किया। मुश्किलों एवं परेशानियों के बीच रहकर वकालत की भी बात कर ली, परंतु यह प्रयत्न भी बेकार ही गया, क्योंकि कोर्ट में बैठने पर मुकदमे ही नहीं मिलते थे, तो क्या करते ? असफलताओं के इस दौर के बीच में ही शादी भी असफल ही सिद्ध हुई। अपने जीवन में उन्होंने जिस औरत से शादी की उससे जिंदगी भर ना निभ सकी।*

बुलंद इरादों और कठोर हौसले के धनी लिंकन ने फिर भी हिम्मत का दामन नहीं छोड़ा। साहस के साथ कठिन परिस्थितियों का मुकाबला कर बुरे दिनों की जंजीरों को काटकर सुखमय जीवन को प्राप्त किया। जिंदगी की सबसे महत्वपूर्ण

महत्वाकांक्षा तब पूर्ण हुई, जब उन्होंने अमेरिका के राष्ट्रपति पद को सुशोभित किया, इतना ही नहीं अपनी विचारधारा द्वारा उन्होंने देश में एक विशाल राष्ट्र की स्थापना कर समाज में फैले काले-गोरे के भेद-भाव को मिटाकर विश्व इतिहास में अपना नाम स्वर्ण अक्षरों में अंकित करा दिया और अमर हो गए।

विश्व प्रसिद्ध वैज्ञानिक मैडम क्यूरी का बचपन का नाम मार्जास्वली दोवास्का था। उनका बचपन बड़ी गरीबी और बदहाली में गुजरा। 19 वर्षीया मार्जास्वली दोवास्का अपना पेट भरने के लिए एक पैसे वाले के यहां घर की सफाई और बच्चों की देखभाल का कार्य करने लगी। उसकी सुंदरता पर आकर्षित होकर उस परिवार के एक युवक ने जब मार्जास्वली से विवाह की आकांक्षा व्यक्त की, तो घरवालों ने बेटे को डाट-फटकार कर चुप करा दिया तथा मार्जा को भी नौकरी से निकाल दिया। नौकरी छूट जाने के बाद उसने पढ़ाई आरंभ कर दी और छोटे-मोटे कार्य करके अपना पेट भरकर गुजारा करने लगी। समय के बदलाव के साथ ही आगे चलकर उसने पीयरे क्यूरी से विवाह कर लिया। मार्जा और क्यूरी ने अपनी विज्ञान प्रयोगशाला में दिन-रात मेहनत कर लगातार चार वर्षों के प्रयत्न के पश्चात रेडियम नामक ऐसे तत्व को खोज निकाला, जो मानव सभ्यता के आधुनिक विकास में मील का पत्थर सिद्ध हुआ तथा मैडम क्यूरी को इस सफलता के लिए विश्व प्रसिद्ध नोबल पुरस्कार से विभूषित किया गया।

स्वामी विवेकानंद के नाम से कौन परिचित नहीं है। अपनी प्रबल विचार शक्ति के द्वारा ही उन्होंने शिकागो के सम्मेलन में भारत की आध्यात्मिक शक्ति एवं दर्शन को सारे संसार में श्रेष्ठ सिद्ध कर दिया था तथा सबको दिखा दिया कि साधारण वस्त्रों में भी असाधारण व्यक्तित्व छिपा रहता है। उन्होंने दिखा दिया कि ऊर्जावान विचार शक्ति क्या नहीं कर सकती। निराशा और उदासी इसी शक्ति द्वारा नष्ट की जा सकती है।

कार्ल मार्क्स ने यद्यपि एक गरीब परिवार में जन्म लिया था, गरीबी में ही बुरे दिनों को झेलकर स्थान-स्थान पर भटक कर उसका प्राणांत हो गया, लेकिन वह अपनी संकल्प शक्ति एवं दृढ़ विचारों द्वारा दुनिया के करोड़ों लोगों का भाग्य विधाता बन गया। उसके विचार के अनुसार विभिन्न राष्ट्रों के शासन संचालित होने लगे। सत्रह बार की उसकी लिखी पुस्तक 'दास कैपिटल' अठारहवीं बार सही रूप में दुनिया के सामने आई और वही उपेक्षित पुस्तक एक दिन साम्यवाद की जननी बन गई। उसी को आधार बनाकर साम्यवाद की आधार शिला रखी गई।

दुनिया के प्रसिद्ध विचारक एवं दार्शनिक कन्फ्यूशियस का जन्म होने के तीसरे वर्ष में ही उनके पिता का निधन हो गया। बाल-काल में पिता के स्नेह से वंचित हो जाना पड़ा। पिता को ठीक प्रकार से पहिचान भी नहीं हो पाई थी कि अनाथ हो गए और छोटी सी उम्र में ही जीविकोपार्जन हेतु कठोर परिश्रम करना पड़ा, लेकिन बड़ा आदमी बनने की इच्छा विचारों में प्रारम्भ से ही पनपती रही। 9 वर्ष की अव्यवस्था में विवाह भी हो गया। तीन संतानें भी उत्पन्न हुईं। गरीबी और तंगहाली में ही गुजर-वशर करनी पड़ी, परंतु विचारों द्वारा उत्पन्न पुरुषार्थ ने शीघ्र ही अपना चमत्कार दिखाया और वे अपना लक्ष्य प्राप्त करने में सफल सिद्ध हुए। यही नहीं विश्व में सफलतम पूर्वार्ध दार्शनिक के रूप में स्थापित भी हुए।

इसी प्रकार **कबीर** एक जुलाहे थे, फिर भी वह अपने विचारों द्वारा ही महान् संत, विचारक के रूप में आज भी प्रतिष्ठित हैं।

महात्मा गांधी भी अपने विचारों के कारण ही राष्ट्रपिता की पदवी तक पहुंचे थे। उन्हीं के विचारों से प्रभावित होकर नेलसन मंडेला ने दक्षिण अफ्रीका को आजाद कराकर एक आदर्श प्रस्तुत किया है, यही है विचारों की शक्ति।

इसके विपरीत निराश व्यक्ति की कई जागरूक शक्तियां, कार्य क्षमताएं, भविष्य देख सकने की दृष्टि तथा परिस्थितियों का अध्ययन करने वाली

सूझबूझ भी समाप्त हो जाती है। वह उदासी एवं दुर्देव का शिकार बनकर रह जाता है।

शायद हमने अपने अंदर यह पता लगाने का प्रयत्न कभी नहीं किया कि वहां कोई विचारक, कलाकार, समाज सेवक, नेता, कोई बड़ा व्यापारी अथवा कोई महान् व्यक्ति तो छिपा नहीं बैठा है। अन्यथा आज हम इस साधारण स्थिति में ना पड़े होते। अभी भी समय नहीं निकला है। हम आज ही निराशा और उदासी को दूर भगाकर तथा आत्म-विश्वास को जाग्रत कर आशापूर्ण दृष्टिकोण के साथ अपने अंदर छिपे महापुरुष पर विश्वास कर आगे बढ़ सकते हैं। देखते ही देखते हमारे सम्मुख ऐसे मार्ग खुलते चले जाएंगे, जिन पर चलकर अभीष्ट लक्ष्य तक आसानी से पहुंचा जा सकता है। आगे निराशा से छुटकारा पाने के लिए कुछ सूत्र दिए जा रहे हैं। इन्हें अपनाकर आप जीवन को उपयोगी बना सकते हैं—

1. हर समय उदास-दुखी रहने वाले लोगों से संबंध न बनाएं। उनसे दूर ही रहें।
2. किसी भी कार्य पर नकारात्मक सोच व्यक्त करने वाले व्यक्तियों से कोई सलाह मशविरा न करें।
3. स्वयं को कुंठाग्रस्त न करें। अपने आपको हर कार्य के योग्य समझें।
4. मैं बहुत कुछ कर सकता हूं, जैसी सोच आत्म-बल प्रदान करेगी।
5. असफलताओं से घबराएं नहीं, उनसे सीख लें और कोशिश करें कि दोबारा गलती न हो।
6. दूसरे लोगों द्वारा की गई प्रतिक्रियाओं पर ध्यान न देकर निराशा को दूर ही रखें।
7. स्वयं के मस्तिष्क को हमेशा सार्थक एवं सकारात्मक विचारों पर ही केंद्रित रखें।
8. उत्कृष्ट अध्ययन, चिंतन-मनन करते रहें।
9. कर्म में निष्ठा रखने वाले आशावादी लोगों से मित्रता बढ़ाएं।
10. हमेशा प्रसन्न व खुशदिल लोगों से दोस्ती निराशा को दूर भगाएगी।
11. समय पर निगाह रखिए, आशा बढ़ाइए कि यह हालात हमेशा नहीं रहेंगे।

12. बुरे समय में भी हिम्मत मत हारिए, खुश रहकर संघर्षशील बनिए, मुसीबतों का मुकाबला कीजिए, मुसीबतें अपने आप हट जाएंगी और सफलताएं मिलने लगेंगी।
13. महापुरुषों के जीवन संघर्ष के बारे में पढ़िए, जानिए कि उन्होंने किस प्रकार कठिन परिस्थितियों का सामना कर सफलताएं प्राप्त की हैं।
14. 'आशा ही जीवन है, जीवन ही आशा है' का गीत गुन-गुनाते रहिए।
15. परिश्रम और साहस कठिन परिस्थितियों को आसान और असंभव लक्ष्य को संभव बना देता है।

अध्याय 2

निराशा हमारी ही उपज

विचार आपके अंग रक्षक का कार्य करें, वे आपको बंदी बनाने वाले सिपाही न बन जाएं। आप विचारों के बंधन में न बंधो। समय आने पर विचारों का भार उतार फेंकने की सामर्थ्य आप में ठीक उसी प्रकार होनी चाहिए जैसे गर्मी से परेशान होकर आप कोट उतार देते हैं अथवा एक कुशल कारीगर जब अपना कार्य कर लेता है, तो अपने औजारों को एक तरफ संभालकर रख देता है।

सामान्य लोगों की मनःस्थिति में परिस्थितियों के अनुरूप उतार-चढ़ाव आते रहते हैं। बच्चा भूख लगने पर रोने और भूख शांत होने पर हंसने लगता है। पर बड़े होने पर वह अपने पर नियंत्रण करना सीख लेता है। वह ऐसे भाव प्रकट नहीं होने देता, जिनसे उथलापन प्रकट होता हो, बचकानी मनोवृत्ति बच्चों को ही शोभा देती है। समझदार व्यक्ति यह भी ध्यान रखते हैं कि अशोभनीय भाव-भंगिमा का प्रकटीकरण नहीं होने देना चाहिए।

इसी प्रकार अन्य लोगों को तुम्हारी योग्यता के बारे में कुछ भी विचार हो, परंतु तुम्हें अपने बारे में अपने विचार नहीं बदलने चाहिए। अपनी योग्यता

पर, अपनी कुशलता पर, तुम्हारे मन में जरा सी भी शंका नहीं होनी चाहिए। उसमें पूरी दृढ़ता रहनी चाहिए। वैसे भी जिंदगी दूसरों के दृष्टिकोण से न जीकर, अपने ही दृष्टिकोण से जीनी चाहिए। अगर किसी कार्य में असफलता भी प्राप्त होती हो, तो निराश नहीं होना चाहिए। उसी कार्य को पुनः दोगुने जोश के साथ प्रारंभ कर देना चाहिए, क्योंकि असफलता में ही आपकी सफलता का रहस्य छिपा होता है।

यूं भी निराशा तो स्वयं आपके मन में उत्पन्न विचारों की उपज होती है। अगर आप अपने विचारों की दशा ही परिवर्तित कर दें, तो निराशा दूर-दूर तक नजर नहीं आएगी। किसी भी असफलता पर निराश होना हर साधारण मनुष्य की स्वाभाविक प्रतिक्रिया है। इसमें असाधारण जैसा कुछ भी नहीं है। हां, अगर कुछ गलत है, तो वह है अपनी असफलता का रोना लेकर बैठ जाना और निराशा को सीधे-सीधे आमंत्रण देना। यह नहीं होना चाहिए।

असफलता पर पश्चात्ताप अवश्य कीजिए। उसका कारण भी तलाशिए, परंतु निराशा को अपने पास मत फटकने दीजिए। निराशा आपको कुंठित कर सकती है। विचार श्रृंखला में परिवर्तन निराशा दूर करने में आपकी सहायता करेगा। क्योंकि आपके विचार ही आपकी निराशा के मुख्य कारण हैं। निराशा आपके विचारों की ही उपज है। अतः इसके मूल में निहित विचारों को बदलिए। निराशा खुद ही आपसे दूर भाग जाएगी।

निराशा से बचने के लिए सच्चाई को स्वीकारना होगा। भ्रामक धारणाओं से बचना होगा, क्योंकि भ्रांतियां स्वयं में अनेक विपत्तियों को जन्म देती हैं। रस्सी को सांप और झाड़ी को भूत समझकर कई बार लोग इतने व्याकुल हो जाते हैं कि भयभीत और कर्तव्यविमूढ़ होकर प्राण तक गंवा बैठते हैं। मछलियां और चिड़ियां चारा देखते ही उस पर लपकती हैं। वे यह नहीं समझ पातीं कि यह प्रपंच उन्हें जाल में फंसाने वाले बहेलिए ने रचा है। यह भ्रम है, जो अनपढ़ों को अपना शिकार बनाता है। कंटीली झाड़ियों वाले भटकाव में बुरी तरह भटकाता और ठोकरों से निरंतर आहत करता है। आप्त जनों ने सच ही कहा है कि मनुष्य अपने भाग्य का निर्माता आप ही हैं, उसकी एक मुट्ठी में स्वर्ग और दूसरी में नर्क संजोया हुआ है।

उत्थान और पतन में से किसी का भी चयन कर लेना उसकी अपनी मर्जी की बात है। यह भी सच है कि अपने विचार में प्रत्येक व्यक्ति सुख देने वाले कार्य ही करना चाहते हैं, किंतु जिस प्रकार अज्ञानता के कारण बच्चे सांप-बिच्छू, छिपकली जैसे भयंकर प्राणियों को भी खिलौना समझ कर पकड़ने के लिए हाथ बढ़ा देते हैं। ठीक इसी प्रकार उपयुक्त जानकारी के अभाव में वह ऐसा नहीं करता। कभी क्षणिक लाभ कभी जल्दबाजी में ऐसे निर्णय ले लेता है, जो भविष्य में उसके लिए दुखदायक होते हैं। सही का चुनाव करना ही बुद्धिमत्ता की सबसे बड़ी कसौटी है। जीवन जैसी महान संपदा को किस प्रयोजन के लिए नियोजित किया जाए, इसका चुनाव जो कर सकें, उन्हीं को बुद्धिमान कहा जाएगा और यह सब निर्भर करता है हमारे सोचने की क्षमता पर, हमारे उत्कृष्ट विचारों पर। हम अपने सोचने की क्षमता में सुधार कर स्वयं को निराशा उत्पन्न करने वाली स्थिति से उबार सके हैं। मन में गहरे रूप में बैठ गई शंका को उखाड़ फेंक दीजिए और अपने सोचने के तरीके को बदल डालिए। फिर देखिए निराशा आपको दूर-दूर तक नजर नहीं आएगी। सभी कार्य त्वरित गति से पूर्ण होते चले जाएंगे। तो आइए आप भी आज से ही इस मंत्र को अपने जीवन में उतार लीजिए और अपनी सोच को एक नई दिशा दीजिए। सब कुछ अच्छा ही अच्छा होगा।

प्रखर अथवा मंद विचार शक्ति हमारी मानसिक संरचना पर उतनी निर्भर नहीं होती, जितना कि इस संरचना के उपयोग पर निर्भर करती है। अपनी मानसिक क्षमता का सही तरीके से प्रयोग करने पर सामान्य मनुष्य भी प्रायः मेधावी हो सकता है। इंग्लैंड के कैम्ब्रिज विश्वविद्यालय में इनवेस्टीगेटिव मेडीसन के प्रोफेसर और प्रसिद्ध मनोविज्ञानी तथा 'लेन लर्न टु थिंक कोर्स बुक', पुस्तक के सहलेखक डॉ. एडवर्ड दि बोनों ने सोचने की प्रक्रिया को सुधारने के लिए सामान्य मानसिक कौशल के कुछ उपाय संग्रहीत किए थे। डॉ. एडवर्ड के इस फार्मूले को विभिन्न कंपनियों के संचालकों ने अपने-अपने कर्मचारियों पर लागू किया। उन्हें एक विशेष प्रकार के स्कूलों में प्रशिक्षण दिया गया। अनेक देशों के अधिकारियों ने इसका पूरी सतर्कता से अध्ययन किया, परिणाम उत्साहवर्धक साबित हुए। इस संबंध में स्वयं डॉ. एडवर्ड दि बोनों का भी कथन है कि—''मेधा दैनिक जीवन की समस्याओं के समाधान

में ही निहित होती है और हर कोई इसका लाभ उठा सकता है।''

बेहतर ढंग से सोचने का सबसे महत्वपूर्ण तरीका यह है, कि आप अपना दृष्टिकोण सीमित किए बगैर ही, सभी चीजों को सामान्य रूप से देखने की आदत डालिए। अब यही बात विचारों पर भी लागू होती है। हमारे समक्ष जब भी कोई नवीन विचार या कोई अन्य समस्या का नया समाधान आता है, तो तुरंत ही प्रतिक्रिया होती है। ''हम उसे पसंद करते हैं या नापसंद'' और फिर इसी दृष्टिकोण का समर्थन करने में हम अपनी बुद्धि का उपयोग करते हैं। इस प्रकार की प्रतिक्रिया से बचने का एक आसान सरल तरीका यह है कि हम प्रत्येक बात के लाभकारी/हानिकारक या सामान्य आदि पक्षों पर एकाग्रता के साथ विचार करने की आदत डालें। इस विचार प्रक्रिया का उद्‌देश्य यह है कि हम अपने पूर्वग्रहों के दास न बने रहकर, अपने सोचने की प्रक्रिया में व्यापकता का समावेश कर सकें, और यही तरीका हमारे ध्यान और विचार की प्रक्रिया का विस्तार करता है। इसके अभ्यास से किसी भी विषय में निर्णय लेते समय सभी आवश्यक महत्वपूर्ण घटकों पर विचार कर लेने की आदत बनती है। जैसे–

मान लीजिए आप नया प्लाट खरीदने की सोच रहे हैं। इस विषय के संबंध में सोचते समय आपने अपने सभी इष्ट मित्रों से भी विचार कर लिया है। अब यहीं पर आपको सर्वांग चिंतन करना चाहिए, क्योंकि मकान बनाने का विचार दिमाग में आते ही कुछ महत्वपूर्ण बातें भी दिमाग में आएंगी। जैसे मकान कितने आकार का होना चाहिए, लागत क्या आएगी, कैसा नक्शा बनवाना है तथा पड़ोस कैसा होना चाहिए ? लेकिन विशेष प्रयास करके सोचे बिना, हो सकता कि आप अन्य महत्वपूर्ण बातों को भूल ही जाएं। जैसे टी.वी. के लिए कहां कमरा बनवाना उपयुक्त रहेगा ? अतिथियों के ठहरने के लिए कौन-सा स्थान उपयुक्त है ? बाथरूम अथवा लैटरीन कहां होनी चाहिए ? सर्दियों में धूप की क्या व्यवस्था रहेगी ? अथवा गर्मी के मौसम में बिजली चली जाने पर हवा या रोशनी के लिए क्या उपाय किए जा सकते हैं ?

यही युक्तियां किसी भी विचार या प्रश्न से संबंधित, सभी संभावनाओं को आपके समक्ष उजागर करती हैं। इसी के साथ हमारे अंदर एक अद्भुत शक्ति भी निवास करती है और वह है, उत्तमता की पहचान। एक यही विशेषता हमें पशुओं से अलग करती है कि हम अपने कार्यों के परिणाम की पहले ही कल्पना कर पाने की शक्ति से संपन्न हैं। अगर हम इसका सही और व्यवस्थित उपयोग करने की आदत डाल लें, तो इस क्षमता को काफी विकसित कर सकते हैं। अपने पाठ्यक्रम के दौरान डॉ. दि बोनों छात्रों से इस प्रकार के प्रश्न पूछते हैं कि–

"अगर दुनिया का सारा खनिज, तेल खत्म हो जाए, तो क्या होगा ? या अगर कारखानों में मजदूरों का स्थान नया इलैक्ट्रोनिक रोबोट ले ले, तो क्या होगा ? इनके परिणामों के बारे में सोचिए। छात्रों को यह देखकर आश्चर्य होता है कि उनके उत्तरों की तात्कालिक तथा अल्पकाल बाद की संभावना ही उनमें दीर्घ कालीन परिणति के बारे में सोचने की सामर्थ्य पैदा कर देती है और इस अभ्यास के कारण वे शीघ्र ही इतनी निपुणता प्राप्त कर लेते हैं कि अपने जीवन से संबंधित निर्णय लेने में इसका उपयोग करने लग जाते हैं।

बेहतर ढंग से सोचने के लिए हम अकसर एक महत्वपूर्ण युक्ति का उपयोग नहीं करते, अपने ऊपर अति विश्वास के कारण किसी कार्य को संपादित करते समय, उसके सभी कारणों की कोई सूची भी नहीं बनाते। अधिकांश लोग यह मानकर चलते हैं कि हम अपने सभी उद्देश्यों को जानते हैं, परंतु इसी के साथ हम यह भी भूल जाते हैं कि अकसर हमारे कुछ उद्देश्य ऐसे भी होते हैं, जिनके बारे में हम सजग नहीं होते या जिनके बारे में कभी सोचा तक नहीं है, और ऐसे ही ना मालूम से यह उद्देश्य, अकसर हमारी राह के रोड़े बनकर खड़े हो जाते हैं। जब यह हमारी राह के बाधक बनते हैं, तभी हमारा ध्यान इनकी ओर जाता है जैसे–

मैं अपने जिस मित्र के साथ बैडमिन्टन खेलता हूं, वह प्रतिदिन ही आमतौर पर इसलिए हार जाता है कि वह हमेशा ही बहुत तेजी के साथ शॉट मार कर (शटल कॉक) चिड़िया को दबा देने का प्रयत्न करता है और फिर होता यह है कि

उसकी शीघ्रता और शक्ति से शटल कॉक, जाल में फंसकर रह जाती है। हालांकि वह यही सोचता है कि उसका उद्देश्य खेलना भर है, लेकिन वास्तव में एक अन्य उद्देश्य के कारण वह बहक जाता है और वह उद्देश्य है कि वह अन्य लोगों को बेहद दमखम वाला तेज-तर्रार खिलाड़ी दिखाई दे। इस उद्देश्य के लिए किया जाने वाला प्रयास उसके दूसरे जीतने वाले उद्देश्य को विफल कर देता है।

अगर लक्ष्यों का मूल समझ लिया जाए, तो हम सहज ही समस्याओं के सर्जनात्मक समाधान पर पहुंचने में सफल सिद्ध हो सकते हैं। इस संबंध में डॉ. दि बोनों एक दादी का उदाहरण देता है–

वे बुनाई करने बैठतीं, तो घर का एक नन्हा बच्चा बार-बार उनकी ऊन के धागे को उलझा देता, वे झल्लाकर बच्चे को ऊपर बने खेल कोठे पर चढ़ा देतीं, तो बच्चा चीख-चीख कर रो-रोकर आसमान सिर पर उठा लेता, उन्हें हारकर बच्चे को नीचे उतारना पड़ता, आखिर दादी को सूझा उनका उद्देश्य कि बच्चे को खेल कोठे पर बैठाना नहीं है, बल्कि उसे धागे से दूर रखना है, फिर तो समस्या चुटकी बजाते हल हो गई, वे स्वयं ऊन के गोले सहित खेल कोठे पर बैठ जातीं और बच्चा मजे से नीचे खेलता रहता है।

ऊपर बताई गई युक्तियों से जो संभावनाएं उजागर होती हैं, उनके मूल्यांकन और सही चुनाव में इस उपाय से आपको सहायता प्राप्त होगी। डॉ. दि. बोनों और उनके सहकर्मी माइकेल दि सेंट आरनोड प्राथमिकता के प्रसंग में यह उदाहरण देते हैं कि–

मान लीजिए कोई आपसे कर्ज लेना चाहता है, उसके कभी प्रश्नों पर विचार कीजिए और उनमें से तीन अत्यंत आवश्यक घटकों को चुन लीजिए। सबसे आवश्यक प्रथमिकता यह हो सकती है कि कर्ज कब वापस मिलेगा ? और दूसरा विचार यह हो सकता है कि क्या कर्ज मांगने वाला विश्वसनीय व्यक्ति है ? अति निकट संबंधी को कर्ज देने के मामले में मां-बाप की प्रथम आवश्यक प्राथमिकता यह हो सकती है कि वह किसलिए कर्ज

लेना चाहती है ?

हममें से बहुत से लोग आवेश में फैसला करते हैं, अनुभूति के आधार पर जो अत्यंत महत्वपूर्ण लगता है, हम वही करते हैं, लेकिन चिंतन का स्थान अनुभूति नहीं ले सकती। यह भी हो सकता है कि विचारों की तमाम युक्तियों को अपनाने पर भी आपको समस्या का संतोषजनक समाधान न मिल सके, ऐसी स्थिति में विकल्प पाने की कुंजी यह है कि आप आमतौर पर जिस ढंग से सोचते हैं, उससे कुछ हटकर सोचने की प्रक्रिया खोजें। निरंकुश होकर सोचना सीखिए। हर प्रकार की संभावना पर सोचें, उन पर भी जिन्हें आप आमतौर पर अव्यावहारिक अथवा हास्यास्पद समझते हैं। मस्तिष्क को खुला छोड़ दीजिए। जो भी बात सामने आए, उस पर विचार कीजिए और अंत में विवेक से काम लेकर असंभव को छांट दीजिए। सर्जनात्मक विकल्प तलाश करने के कई तरीके हैं। एक तरीका यह भी है कि जो बात सामान्य रूप से दिमाग में आती है, उससे एकदम विपरीत सोचना। दूसरा है, अपनी धारणाओं को परखते रहना। हो सकता है कि आपको अच्छा विकल्प इसलिए न मिल पा रहा हो कि आपने अपनी मान्यताओं के कारण अपनी सोच को अनावश्यक रूप से संकुचित कर दिया हो, अतः इन सब बातों पर धैर्य पूर्वक विचार करना ही श्रेष्ठ है। अकसर समस्याओं से और लोगों यानी आपकी पत्नी, मालिक, साथी या पड़ोसी के हित जुड़े रहने के कारण संघर्ष की स्थिति उत्पन्न हो जाती है। यदि आप स्थिति को दूसरे व्यक्ति के दृष्टिकोण से भी देखने की कोशिश करें, तो ऐसी समस्या का हल बेहतर ढंग से खोज सकते हैं। दूसरों के दृष्टिकोण को ध्यान में रखकर समस्या का हल खोजने में आपको कैसे सहायता मिल सकती है। यह देखने के लिए आपको उन सभी बातों को लिख लेना चाहिए, जो दूसरा व्यक्ति आपके सोचने के विरुद्ध प्रस्तुत कर सकता है। इस प्रक्रिया से कितनी ही चौंका देने वाली बातें सामने आएंगी और समस्या का हल तो निकल ही आएगा, जैसे–

अभी कुछ महीना पहले मेरे एक मित्र ने एक नया टी.वी. खरीदा। टी.वी. विक्रेता ने टी.वी. की बहुत तारीफ की तथा कहा कि यह बहुत अच्छी सर्विस देगा, परंतु वह नया टी.वी.

मित्र के पुराने वाले टी.वी. से अच्छा साबित नहीं हुआ और शीघ्र खराब हो गया। मित्र को बहुत क्रोध आया, वह मुझे अपने साथ लेकर विक्रेता से लड़ने व फटकारने तथा अपने पैसे वापिस मांगने के लिए दुकान की तरफ चल दिए। मार्ग में ही अचानक मेरे मस्तिष्क में विचार आया कि कहीं लड़ने से बात बिगड़ ना जाए, मैंने मित्र से खुद को विक्रेता की स्थिति में रखकर विचार करने के लिए कहा, सोचने पर मित्र को अहसास हुआ कि फटकारने का सीधा अर्थ होगा उस विक्रेता के स्वाभिमान को चुनौती देकर आहत करना, आखिर में हम दोनों ने एक दूसरा रास्ता अपनाया, और उसके स्वाभिमान को जाग्रत करने व सहलाने की सोची, स्नेह से बात बन गई। उसने पूरी सहानुभूति के साथ हमारी बात पर गौर किया हमदर्दी व्यक्त करते हुए तसल्ली के लिए चाय पिलाई। बिना एक पैसा फालतू लिए नया अच्छा टी.वी. देकर बोला–''देखिए भाई साहब, अगर यह भी कोई गड़बड़ करता है, तो आप बेतकल्लुफी के साथ मेरे पास आ जाना, मैं पुनः सेवा करूंगा।'' वह टी.वी. आज भी बहुत अच्छा चल रहा है।

इस उदाहरण से प्रतीत होता है कि हमारे अंदर की निराशा हमारी सोच का ही दुष्परिणाम होती है। अकसर जिंदगी में ऐसा होता है कि आप किसी भी कार्य, किसी बात, घटना अथवा व्यक्ति के संबंध में अपनी बनाई धारणा को विपरीत पाते हैं। इसका मुख्य कारण आपकी असंगत सोच ही है, जब कि आप सोचते कुछ हैं, और होता कुछ और है। अतः इन सब कारकों से स्वयं को दूर रखने तथा मन में आशा की ज्योति जगाकर, निराशा के अंधकार को हमेशा के लिए नष्ट करने के लिए, ऊपर दिए गए सुझावों पर अमल कीजिए। फिर देखिए आपका मस्तिष्क निराशा को भूल ही जाएगा। आपका वास्तविक मित्र आशा ही होगी। नीचे कुछ सूत्र दिए जा रहे हैं, अगर आप इनका अभ्यास करेंगे, तो आपको अपने उद्‌देश्य में शीघ्र सफलता प्राप्त होगी–

1. बेहतर ढंग से सोच विकसित करने के लिए दृष्टिकोण सीमित किए

बिना, सभी चीजों को देखने की आदत डालने के लिए अभ्यास तौर पर कमरे में चारों तरफ निगाह डालकर लाल रंग की वस्तुओं को निगाहों में भर लीजिए। (बिना गिने) अब आंखें बंद कर अपने आप से पूछिए कि कमरे में हरे रंग की कितनी चीजें हैं। आंखें खोलिए, फिर कमरे में निगाह दौड़ाइए। आपको आश्चर्य होगा कि वस्तुतः लाल रंग पर ध्यान केंद्रित होने के कारण आपकी नजरें अन्य रंगों वाली वस्तुओं को पकड़ ही नहीं पाईं।

2. किसी भी कार्य के संभावित परिणामों के बारे में चार अंतर रखकर विचार करें, तात्कालिक परिणाम क्या होगा ? फिर कुछ समय बाद (1 से लेकर 5 वर्ष के भीतर) बीच के समय में (5 से 25 वर्ष के भीतर) तथा दीर्घ काल के बाद (25 वर्ष के बाद) क्या परिणाम होगा।
3. किसी भी कार्य को करते समय उसके सभी कारणों की एक सूची बनाने का अभ्यास करें।
4. किसी कार्य के बारे में निर्णय लेते समय उसके सभी घटकों पर विचार करें।
5. अपने लक्ष्य का हमेशा ध्यान रखें एवं उसके विभिन्न विकल्पों के बारे में विचार करते रहें।
6. मन उचटने या विफल होने की स्थिति में उसे सामान्य अवस्था में लाने हेतु उन कार्यों को करें, जो मन के मुताबिक अच्छे हों।
7. हर प्रकार की संभावनाओं पर विचार करें, संभव और असंभव में से जो असंभव लगे उसे छांट लीजिए।
8. सर्व प्रथम असंभव को हल करने का प्रयत्न कीजिए, सफलता प्राप्त होगी।
9. किसी भी कार्य के परिणाम के संबंध में नकारात्मक सोच न उत्पन्न होने दें।
10. कार्य का सूत्रपात करने से पूर्व उसके सकारात्मक प्रश्नों पर ही विचार करें।
11. मन को चुस्त-दुरुस्त रखने हेतु प्रातः कालीन भ्रमण अच्छा प्रभाव

छोड़ता है।

12. मन में निराशा उत्पन्न होने की स्थिति में उस विचार को, जिससे निराशा उत्पन्न हुई है, भुलाने के लिए अध्ययन का सहारा लें।
13. मानसिक अशांति को दूर करने के लिए, कार्य की प्रकृति को बदल देना पर्याप्त होगा।
14. श्रेष्ठ स्तर वाले (शास्त्रीय संगीत) मनोरंजन से एकरसता और थकान दोनों नष्ट होती हैं। इनसे मस्तिष्क पुनः सक्रिय व सचेत बन जाता है।
15. कलात्मकता के कार्यों में संलग्न रहने से मानसिक एकाग्रता शीघ्र बढ़ती है।
16. मस्तिष्क से क्षमता से अधिक कार्य न लें। क्योंकि इससे थकान के लक्षण उभरते हैं।
17. कार्य के बीच-बीच में मस्तिष्क को विश्राम दें। कुछ भी न सोचें।

अध्याय 3

उदासीन लोग कायर होते हैं

> *पैसे की गरीबी इतनी दुंखदायी नहीं है, जितनी प्रगति के लिए आकुलता की कमी। जो अपनी दुर्दशा से संतुष्ट हैं, उनके लिए सुखद अवसर कैसे और क्यों आएगा।*
>
> *–डेल कारनेगी*

सुअवसर की प्रतीक्षा में बैठे रहना, कुछ न कर उदासीनता को ओढ़ लेना, काहिली में उपलब्ध समय रूपी संपदा को गंवा बैठना, मानव जीवन की सबसे बड़ी मूर्खता है। सफलता के लिए शुभ मुहूर्त की नहीं, बल्कि दृढ़ विश्वास और कठिन परिश्रम की आवश्यकता होती है। अतः किसी भी कार्य के लिए हर घड़ी, हर पल एक शुभ मुहूर्त है, सुअवसर है। हां, बिना परिश्रम के सस्ती सफलता या शीघ्र सिद्धि प्राप्त करने की ललक के फेर में पड़े रहने से कुछ भी लाभ नहीं है। मोती प्राप्त करने के लिए गहरे पानी में उतरना ही पड़ता है। उदासीन रहकर तट पर पर बैठे रहने से ही मोती प्राप्त नहीं हो जाती है, किंतु आजकल भौतिकता की चकाचौंध ने ऐसा प्रभाव डाला है कि व्यक्ति बिना परिश्रम के सफलता के शिखर पर पहुंच जाना चाहता है और इस प्रयास में वह असफल होता है, निराश होकर कुंठित

और उदासीन होता जाता है। सायंकाल की संध्या के उपरांत सूर्य का प्रकाश धूमिल हो जाता है और अधंकार के घिरते आने का माहौल बनता जाता है। कुछ ही देर में गहरा अंधेरा आ धमकता है और हाथ-को-हाथ नहीं सूझता। यही स्थिति मानवी चिंतन चेतना की इन दिनों हो रही है।

मक्खी चाशनी की कढ़ाही से उठने वाली गंध से इतनी आतुर हो जाती है कि, धैर्यपूर्वक दूर बैठकर उसका स्वाद लेते हुए पेट भरने की बजाय, वह एक बारगी सारी संपदा को निगल जाना चाहती है। परिणाम यह होता है कि वह अपने पर और पैर दोनों ही चाशनी में फंसा बैठती है। मजा उड़ाने के स्थान पर तड़पते हुए प्राण गंवाने पड़ते हैं। समझदारी इसमें है कि दूरवर्ती परिणामों पर विचार किया जाए, और अंततः जो हितकर सिद्ध होता है, उसी को अपनाया जाए। ऐसे कार्य प्रारंभ में कष्टकर अवश्य होते हैं, किंतु परिश्रम और धैर्य का फल सदैव मधुर ही होता है। जैसे कि किसान आरंभिक दिनों में बीज बोने, खाद पानी देने, निराई, गुड़ाई में लगे रहने, रखवाली करने जैसे घाटे उठाता है। उसका विवेक कहता है कि समय आने पर अच्छी फसल उपलब्ध होगी। उसका अनुमान और अनुभव सही सिद्ध होता है। व्यापारी व्यवसाय में पूंजी लगाकर आरंभिक दिनों में पूरी तरह अपनी जेब खाली कर देता है। विद्यार्थी स्नातक बनने की प्रतीक्षा में चौदह वर्ष को राम बनवास जैसी अवधि गुजारता है। इसी बीच कड़ा परिश्रम करता है। फीस, पुस्तक, कापी व आवागमन आदि कितने ही दायित्व वहन करता है। अंततः वह समूचा श्रम सार्थक होता है। आलसी, प्रमादी लोग तात्कालिक श्रम से बचे रहने में सुविधा समझते हैं। फलतः योग्यताओं और सफलताओं से वंचित रहकर अपंगों, अपाहिजों की स्थिति अपना लेते हैं। ज्यादातर लोग दुविधा का शिकार होकर मुख्य अवसर पर उदास होकर बैठ जाते हैं। वे कोई निर्णय नहीं कर पाते, लक्ष्य भी भूल जाते हैं और उचित अवसर गुजर जाता है। ऐसे लोगों की स्थिति देखकर ही डॉक्टर जानसन ने कहा है—"ऐसे लोग जितना समय इस निर्णय में लगाते हैं कि अपने बच्चों को कौन-सी पुस्तक दें, उतने समय में तो बहुत सारे बच्चे दर्जनों पुस्तकों को पढ़ लेते हैं।"

कोई मूर्तिकार अगर किसी विशाल पाषाण खंड को देखकर उदास हो

जाए कि यह तो पत्थर है, इससे मूर्ति कैसे बनेगी, तो वह मूर्तिकार कहलाएगा ही नहीं।

परंतु नहीं, वह अपने प्रयत्नों द्वारा उस टेढ़े-मेढ़े पत्थर में श्रम करके एक सुंदर मूर्ति का निर्माण करता है, तभी वह एक कुशल मूर्तिकार बन पाता है। अगर 'छोड़ो कौन इतनी मेहनत करेगा' जैसे प्रश्न सोचकर वह उदासीनता धारण कर ले, तो किसी सुंदर मूर्ति का निर्माण ही न होगा।

जीवन क्रम को उचित दिशा में नियोजित करते हुए उपयोगी और औचित्य पूर्ण का चुनाव करना प्रत्येक मनुष्य का अपना कर्तव्य है। पतन और उत्थान में से किस मार्ग पर चलना है, यह फैसला करना पूरी तरह अपनी इच्छा पर निर्भर है। ईश्वर ने मनुष्य पर विश्वास किया है। उसे इतनी स्वतंत्रता दी है कि वह अपनी इच्छा शक्ति, ज्ञान शक्ति एवं क्रिया शक्ति को किसी भी दिशा में, किसी भी प्रयोजन के लिए उपयोग करे। इसमें किसी दूसरे का कोई हस्तक्षेप नहीं, तो फिर यह उदासीनता कैसी ?

मैं क्या नहीं कर सकता "शक्ति या धन कार्य को पूर्ण कराता है। समय आने पर सब अपने आप ठीक हो जाएगा।" जैसी बातें किसी कार्य के प्रति हमारे निरुत्साह को ही प्रदर्शित करती हैं। हमारी उदासीनता की जड़ में भी यही कारण निहित होता है। 'देखा जाएगा' वाली सोच भी इसी दुर्गुण की एक कड़ी है। यही वह कारण है, जो हमें किसी भी कार्य को करने से रोकते हैं। सामर्थ्यवान होते हुए भी हम आलस्य के कारण उदासीनता की गिरफ्त में आ जाते हैं। यही कारण हमारी प्रगति का मुख्य बाधक है।

आवश्यकता है अपने आपको सक्रिय करने की। किसी भी मनुष्य की सक्रियता ही उसे निष्क्रिय होने से बचाती है। जिस दिन से जीवन में सक्रियता का अभाव उत्पन्न हो जाता है, उसी दिन से व्यक्ति की जिन्दगी में निष्क्रियता का आना प्रारंभ हो जाता है। यही समय किसी के भी जीवन का सबसे बदतर समय होता है। यही वह पड़ाव है, जहां एक सफलता अपना अस्तित्व ही समाप्त कर बैठती है।

तो आखिर ऐसा क्यों होता है ? एक अच्छा भला आदमी अचानक ही क्यों अपनी सक्रियता खो बैठता है ?

अगर हम पूरे पहलू पर विचार करें, तो हम पाएंगे की हमारी उदासीनता

ही वह दुश्मन है, जो हमें निष्क्रिय बनने को मजबूर करती है। किसी भी कार्य से जी चुराना अथवा उसे अनमने भाव से करना ही यह दर्शाता है कि हम उससे पूर्णतः उदासीन हैं। एक उदाहरण से बात और स्पष्ट हो जाएगी–

एक कंपनी का मालिक अपने कर्मचारियों की सुस्ती से बड़ा परेशान था। वे धीरे-धीरे कार्य करते, सभी के सभी आलसी थे। कारोबार बहुत बड़ा था। बंद भी नहीं किया जा सकता था। श्रम एवं मानव संसाधन के विशेषज्ञ बुलावाए गए। उन सभी की एक स्वर में यही राय थी कि एक मछली सारे तालाब को गंदा कर देती है। उस महा आलसी को इनमें से निकालकर बाहर कर दिया जाए, जिसके कारण इन सबमें आलस्य का घुन लग रहा है। विशेषज्ञों ने श्रमिकों के साथ एक गोष्ठी की और सभी कर्मचारियों को संबोधित कर कहा–"तुममें जो सबसे बड़ा आलसी हो वह निकल कर बाहर आ जाए। उसे हम नौकरी से नहीं निकालेंगे, बस उसे हलका कार्य करने के लिए दे देंगे। उसका वेतन भी वही रहेगा।" चारों तरफ सन्नाटा था। आगे बढ़कर कोई नहीं आया।

सबको मूक यथावत बैठे देख वैज्ञानिक बड़े परेशान हुए। मालिक से बात करके शर्तें और उदार कर दी गईं और घोषणा की गई–"जो स्वेच्छा से बाहर आएगा, उसे तरक्की मिल जाएगी।" तरक्की व हलके काम का आश्वासन सुनकर एक को छोड़कर सभी बाहर निकल आए। अपनी सीट पर बैठे हुए उस एक व्यक्ति से पूछा गया कि क्यों भाई हमारी शर्तें मंजूर नहीं हैं क्या ? उसका जवाब था–"कौन उठकर खड़े होने की जहमत उठाए। मैं तो यहीं ठीक हूं"। दो कदम चलने के लिए भी जो तैयार नहीं, ऐसी महान विभूतियां अपने समाज में असंख्य हैं।

ऐसे आलसी व्यक्तियों की तरक्की की सभी राहें खुद ही बंद हो जाती हैं। आलस्य के कारण इनके बनते-बनते काम भी प्रायः बिगड़ जाते हैं।

कभी-कभी तो इनकी उदासीनता के कारण लोग मौत के मुंह में चले जाते हैं। भ्रम का बंधन इनके अंदर एक लापरवाही-सी भर देता है। नीरसता में अपने को समेटे ऐसे व्यक्ति किसी की किसी भी तरह की परवाह नहीं करते। अपने पास स्थित शक्ति से भी बेपरवाह से रहने वाले ये व्यक्ति अपने नुकसान के साथ ही अपने समाज के लिए कष्टकारी सिद्ध होते हैं।

रोम के बादशाह नीरो *को संसार में कौन नहीं जानता। वह उदासीनता के जुनून में समीप एक पहाड़ की चोटी पर जा चढ़ा और वहां खड़े होकर खूबसूरत रोम को धू-धूकर जलता देखता रहा। रोम जल रहा था और नीरो बिचारा बंसी बजाने में लीन था।*

अतः आपको व्यर्थ के भ्रम जंजालों से निकलकर विवेकशीलता धारण करना ही उचित है, क्योंकि श्रेयकर दिशा देने की क्षमता सिर्फ इसी में होती है। इसके उपयोग की कला जो जानता है, समझना चाहिए कि वही कुछ महत्त्वपूर्ण कार्य करने में समर्थ होगा। विवेकशीलता की कमी अन्य किसी गुण से पूरी नहीं की जा सकती। अन्य गुण कितनी भी बड़ी मात्रा में क्यों न हों, परंतु यदि विवेक का अभाव है, तो सही दिशा का पता न चल सकेगा। दिग्भ्रांत मनुष्य कितना ही श्रम क्यों न करे, अभीष्ट लक्ष्य तक पहुंचना उसके लिए संभव न होगा। विवेकशीलता को ही सत्य की प्राप्ति का एक मात्र साधन कहा जा सकता है। यथार्थ तक पहुंचने का यही आधार है। हीरे पेड़ों पर फूलों की तरह नहीं लटके मिलते। उसे कोयलों की गहरी खदानें खोदकर निकालना पड़ता है। सत्य किसी को अनायास नहीं मिल जाता, उसे विवेक की कुदाली से खोदकर निकालना पड़ता है। दूध और पानी पृथक कर देने का गुण हंस में ही पाया जाता है। यह कथन तो अलंकार मात्र है। पर यह सत्य है कि विवेक रूपी हंस-वृत्ति उचित और अनुचित के चालू मिश्रण में से यथार्थ को ढूंढ़ निकालता है और उस पर चढ़े कलेवर को उतार फेंकती है। समाधान जब कभी निकलेगा, तब विवेक की कसौटी का सहारा लेने पर ही निकलेगा। अन्य सभी क्षेत्रों की तरह इस क्षेत्र में भी औचित्य-अनौचित्य का मिश्रण है। कहां कितना अंश उपयुक्त है। यह देखते हुए यदि खिले हुए फूल चुन लिए जाएं, तो एक सुंदर गुलदस्ता बन सकता है। बिना दुराग्रह

के यदि सार संग्रह की एक दृष्टि लेकर चला जाए, तो असफलता की स्थिति में परिवर्तन निश्चित है। विवेक का सहारा ही उदासीनता की मृत्यु है। यही हमें सिखाता है कि–

काल करे सो आज कर, आज करे सो अब।
पल में परलै होयगी, बहुरि करोगे कब।।

कर्म में आस्था का यही मंत्र निष्क्रियता को नष्ट कर देगा। आपकी सक्रियता को जाग्रत कर देगा। टाल-मटोल अथवा ना-नुकर का जीवन में कोई स्थान नहीं, हर चीज के प्रति रुचि दिखाइगा। देखिए जिंदगी खिल उठेगी। सकारात्मक का समावेश जीवन को मोहक बना देगा। सभी के प्रति सकारात्मक दृष्टि-कोण अपनाएं और उदासीनता को जीवन से दूर भगाएं। यही वास्तविक सत्य है। इसी सत्य को प्राप्त करने के लिए आपको आगे बढ़ना है, अगर आप तैयार हैं, तो ? सर्व प्रथम आपको दृढ़ता के साथ अपने विचारों को अपनी सकारात्मकता से जोड़ना होगा। स्वयं को ऐसा बनाना होगा कि जब चाहें अपने विचारों को सकारात्मक मोड़ देने में सफल हों, उदासीनता के रूप में अपनी कायरता को छिपाएं मत। सत्य का सामना करने का प्रयत्न कीजिए। किसी बात अथवा परिस्थिति का सामना करने हेतु स्वयं को तैयार कर लिजिए। उससे बचने का प्रयत्न मत कीजिए। क्योंकि उससे बचना या जी चुराना ही हमारी कायरता को प्रदर्शित करता है। अतः आपको स्वयं को संतुलित करना होगा। हर परिस्थिति का सामना करने हेतु स्वयं को दृढ़ता के साथ बदलना होगा तभी आप इस पर विजय प्राप्त कर पाएंगे। यह मानकर चलिए कि आप उदास हैं, क्योंकि अपनी मनोदशा और आचरण में होने वाले परिवर्तनों पर तथा अपनी भावनाओं और विचारधारा पर आपका विवेकपूर्ण नियंत्रण नहीं है। यह जान लें कि सभी प्रकार की भावनाएं विचारों से उत्पन्न होती हैं। अतः जब भी आप कोई नकारात्मक भावना अनुभव करें, तब आप उसके उत्पन्न करने वाले विचारों को पहचानना और लिखना सीखें। ऐसा करने के लिए किसी कागज पर दो खाने बना लीजिए। पहले खाने में अपना नकारात्मक विचार लिखिए और दूसरे खाने में उस नकारात्मक विचार के बदले में अधिक वास्तविक विकल्प लिखिए। इससे आपके विचारों की वास्तविक स्थिति के साथ तुलना हो सकेगी। अब

आप अपने से पूछिए कि क्या यह सत्य है ? इसके बाद सोचिए। वस्तुस्थिति आपके सामने होगी।

उदासीनता की समस्या को सुलझाने का एक दूसरा ढंग भी है। वह है स्वयं आशावादी बनना तथा सक्रिय और आशावादी मित्रों के साथ रहना।

उदाहरण के लिए आपके मन में विचार आया, "मैंने सड़क पर अपने मित्र को देखा और वह मुझसे नहीं बोला, वह मुझे नहीं चाहता। मुझे कोई भी नहीं चाहता।" किन्तु इस विचार का दूसरा स्पष्टीकरण यह भी हो सकता है कि उसने मुझे देखा ही न हो या वह अपनी ही समस्याओं में उलझा हो। इसी प्रकार आप अपनी सबसे अधिक गंभीर समस्या सुलझाने की चेष्टा कीजिए। यदि आपको लगता है कि आप आकर्षक नहीं हैं, तो नए ढंग से बाल काढ़िए या अपना वजन घटाइए। यदि आपको अपने काम में सफलता नहीं मिल रही है, तो आप अपनी कुशलता बढ़ाने के लिए किसी उपयुक्त पाठ्यक्रम में अपना नाम लिखाइए अथवा अन्य अवसरों की तलाश कीजिए। ऐसे काम करने की सोचिए जिनसे आपको सफलता या प्रसन्नता की अनुभूति हो, वे काम विशेष रूप से सप्ताहांत में कीजिए। पढ़ने-लिखने व सोने वाला कमरा साफ रखिए। व्यायाम करने की साइकिल चलाइए, या कोई पत्र लिखिए। किसी संगीत गोष्ठी या क्लब की बैठक में जाइए। उदास व्यक्ति छोटी-छोटी समस्याओं को भी बहुत बड़ी गुत्थी समझने लगते हैं। अतः जो कार्य ज्यादा समस्या उत्पन्न कर रहा हो, उसे छोटे-छोटे हिस्सों में बांट लीजिएगा। अनुसंधान से पता चला है कि जो लोग दूसरों के साथ व्यक्तिगत संबंध बनाए रखते हैं, परिवर्तनों और मुसीबतों के दौरान उनकी मानसिक स्थिति उन लोगों से कहीं अच्छी रहती है, जो एकाकी जीवन व्यतीत करने की कोशिश करते रहते हैं। कैलिफोर्निया के मानसिक स्वास्थ्य विभाग ने यह आंदोलन चलाया था कि मित्र अच्छी दवा का काम कर सकते हैं। इस विभाग के अध्ययनों से पता चला कि दूसरे लोगों की चिंता अर्थात् समाज सेवा आपको दीर्घ जीवन भी प्रदान कर सकती है। आपके मित्रों की सूची में ऐसे किसी मित्र का नाम सबसे पहले होना चाहिए, जिसके साथ आप अपनी हार्दिक भावनाओं के बारे में विचार विनिमय कर सकें। ऐसे मित्रों का साथ भी जरूरी है, जिनके साथ आप खेल-कूद सकें और जिनसे आपको

शिकायत भी हो। मित्रों से मिलते-जुलते रहने की आदत डालिए। अकेलेपन और अलग रहने की भावना को उदासीनता का संकेत समझिए। इससे बचने के लिए मस्तिष्क को व्यस्त रखिए तथा नीचे लिखित उपायों पर अमल कीजिए–

1. आभास कीजिए, इसमें थोड़ा भी पैसा नहीं खर्च करना पड़ता। इससे शरीर में ऐसे रासायनिक परिवर्तन होते हैं, जिनसे आपका मानसिक स्वास्थ्य सुधरता है। यह आभास आपमें कोई काम करने की भावना के साथ-साथ दक्षता भी लाता है। इससे अपने को असहाय अनुभव करने की भावना घटती है। उदास लोगों में यही भावना अधिक होती है।
2. दौड़ना, नाचना या रस्सी कूदने या अन्य व्यायामों से शरीर को अधिक मात्रा में आक्सीजन मिलती है। शरीर स्वस्थ रहने से आत्मविश्वास भी बढ़ता है।
3. सप्ताह में कम से कम तीन बार (संभव हो तो पांच बार) 15 से 20 मिनट तक व्यायाम करके अपनी नाड़ी की गति बढ़ानी चाहिए।
4. तेज रफ्तार से चलना भी, दौड़ने जैसा ही है। दिन में डेढ़ किलोमीटर चलें, यह दूरी आपको 15 मिनट में पूरी कर लेनी चाहिए। इस दूरी को आप धीरे-धीरे बढ़ाकर पांच किलोमीटर तक कर लीजिए। पांच किलोमीटर का फासला 45 मिनट में खत्म कर लिया जाना चाहिए।
5. आप पौष्टिक भोजन करिए, जिससे सेरोटोनिन और नोरेपाईन फाइन जैसे मस्तिष्क के रासायनिक पदार्थों की कमी पूरी हो सके। ये रासायनिक पदार्थ मनोदशा को प्रभावित करते हैं और उदास लोगों में प्रायः इनकी कमी पाई जाती है। संवेदनशील लोगों को किसी एक पोषक आहार की कमी से भी उदासी घेर लेती है।
6. पौष्टिक भोजन के रूप में साबुत अन्न, मछली, हरी सब्जियां, अंडे आदि पदार्थ खाने चाहिए। इसी के साथ विटामिन 'बी' वाले पदार्थ भी खाने चाहिए।
7. अवसाद दूर करने हेतु ज्ञान चिकित्सा का सहारा लीजिए। अति

भावुकता से दूर रहिए और तर्क के आधार पर निर्णय लीजिए।

8. स्वयं को शारीरिक दृष्टि से भी सामान्य बनाइए। भोजन संतुलित हो तथा कम मात्रा में खाइए।
9. नशे की वस्तुओं को अपने से दूर रखिए, बीड़ी, सिगरेट, सिगार, अफीम, भांग, गांजा, शराब जैसी चीजों को मत छुओ। क्योंकि इनसे मानसिक अवसाद हो सकता है।
10. ऐसे कार्य कीजिए जिनसे आपको सफलता और प्रसन्नता की अनुभूति हो।
11. नियत समय पर सोइए और जागिए, नियमित रूप से व्यायाम कीजिए, चाहे थोड़ी दूर घूमने का ही सही।
12. दर्द बंद करने वाली दवा में, एंटीबायोटिक तथा उच्च रक्तचाप नियंत्रित करने वाली दवाओं का उपयोग न करें। क्योंकि यह दवाएं भी उदासी पैदा कर सकती हैं।
13. रक्त में शक्कर की कमी के कारण भी उदासी हो सकती है। सफेद चीनी खाना बंद कर दीजिए। कैफिन भी मत लीजिए। दिन में कई बार थोड़ा-थोड़ा खाइए।
14. हारमोनों का असंतुलन भी उदासी का कारण होता है। अतः अपनी थॉयराइड ग्रंथि की जांच किसी कुशल विशेषज्ञ से कराइए।
15. कठोर परिश्रम से प्राप्त की गई सफलता आत्मविश्वास बढ़ाती है और उदासी अपने आप समाप्त हो जाती है।

अध्याय 4

आप क्यों परेशान हैं

दुखों को वस्तुतः ऐसा न मानो, जैसा कि वे तत्काल कष्टप्रद दिखाई देते हैं। वे तो कठोर अध्यापक मात्र हैं, जो जीवन के यथार्थ की व्यावहारिक शिक्षा देने आते हैं।

"आप क्यों परेशान हैं ? ऐसे वह कौन से कारण हैं, जिन्होंने आपको इतना परेशान कर रखा है ? यह बेचैनी सी क्यों है ? शायद यह किसी परेशानी के कारण है। आखिर वह परेशानी क्या है ? कौन है इसका जिम्मेदार ? कहां से प्रारंभ होता है इसका सूत्र ? क्या परेशानी के समय इन प्रश्नों पर आपने कभी गौर किया है। कभी सोचा है। अगर नहीं, तो आइए इन प्रश्नों पर गंभीरता के साथ मंथन करें।" शायद आपकी परेशानी का वास्तविक कारण कुछ और ही हो ? कभी-कभी ऐसा भी होता है कि हमारी जो समस्या होती है, उसके मूल में ही उसका समाधान छिपा हुआ होता है और हम विमूढ़ता में पड़कर इधर-उधर हाथ पैर पटकते रहते हैं, जिसका नतीजा शून्य ही निकलता है। यही विमूढ़ता हमारी परेशानी का सबब बनती है।

संसार में दो प्रकार के मनुष्य होते हैं। प्रथम वह जो कल्पनाओं की

उड़ान भरकर जीवन जीते रहते हैं और दूसरे वे होते हैं, जो सत्य और यथार्थ के धरातल पर जीवन जीते हैं। शब्दों में एक आकर्षण होता है। पर वह वैसा ही होता है, जैसा मरुस्थल की मरीचिका में। इसके विपरीत यथार्थ कटु सत्य होते हुए भी हमें अंगीकार करने पड़ते हैं। क्योंकि इन्हें अपनाए वगैर अथवा स्वीकार किए बिना हम शब्दों के जंजाल में ही उलझे रहते हैं और हमारी प्रगति दिवास्वप्न मात्र बन जाती है। अतः आपको शब्दों के इस जंजाल को तोड़ना है, यानी यथार्थ के धरातल पर ही रहकर जिंदगी की हकीकत से रू-ब-रू होना है। कोरी कल्पना और विमूढ़ता का नाश करना है।

"मेरी तो शक्ति जवाब दे चुकी है। यह दर्द तो जीवन-भर के लिए पीछे पड़ गया है। यह सब अब मुझसे नहीं देखा जाता। अब क्या होगा ? अब यह सब कैसे चलेगा। हे भगवान, अब और क्या करेगा।" जैसे शब्द आपकी परेशानी की पीड़ा को व्यक्त कर देते हैं। हो सकता है आपका कोई ऐसा कार्य बिगड़ गया हो अथवा छूट गया हो, जिससे आपको जीवन की सार्थकता प्राप्त होती हो। जैसे कि आपकी संतान किसी संकट में पड़ गई हो, पुत्र-पुत्री की शादी न हो रही हो, कारोबार बढ़ाने की परेशानी हो, धन कमाने या शीघ्र धनवान बनने की इच्छाएं, कोई प्रिय आपको छोड़ गया हो, किसी प्रियजन की मृत्यु हो गई हो या पूर्व में आप कोई ऐसा गलत कृत्य कर बैठे हों, जिसके अपराध बोध का पछतावा आपके मन और मस्तिष्क को झिंझोड़ रहा हो। यह सब जिंदगी की व्यावहारिकता में सामान्य रूप से उत्पन्न होने वाली परेशानियां हैं। जिन्हें देखकर हम स्वयं परेशान हो उठते हैं, किंतु सबसे खराब बात यह है कि ऐसी परेशानियों में हम इन परिस्थितियों से उबरने की राह नहीं खोज पाते और पलायन के लिए किसी नशे या शराब का सहारा ले लेते हैं या थोथे प्रेम प्रसंग पालते हैं। पार्टियों के चक्कर चलाते हैं या फिर एक-एक क्षण घोर अवसाद में काटते हैं।

जबकि जीवन की सच्चाई यह है कि हमारे शरीर की एक-एक कोशिका की प्राकृतिक संरचना ही ऐसी है कि वह जीवित रहने के लिए संघर्ष करती रहे। पृथ्वी पर हमारा जन्म इसीलिए हुआ है कि हम जीवित रहें, जीवन में घटित होने वाली प्रत्येक घटना हमारे लिए एक अनुभव के समान है।

उसे हमें अनुभव करना चाहिए तथा इसी अनुभव के आधार पर यथाशक्ति भलीभांति आचरण करके अपना विकास करें।

जीवन एक ऐसा दीपक है, जिसका उद्देश्य सदैव अधिक-से-अधिक प्रकाश करते रहना है। जीवन एक वरदान है, किंतु हमारी भ्रामक धारणाओं और रूढ़िवादिता ने इसे परेशानी का प्रतीक बना दिया है। यह हमारी ही निराशा का प्रतीक है।

जरा उन लोगों की तरफ देखिए, जो परेशानियों में ही जन्म लेते हैं और जिन्दगी भर परेशानियां और संकट उन्हें घेरे ही रहते हैं, परंतु फिर भी वह मस्त होकर मुस्कराहट के साथ अपनी जिंदगी व्यतीत कर देते हैं। गंभीर बीमारी से ग्रस्त होने पर भी हंसकर कह देते हैं कि चिंता मत करो मुझे कुछ नहीं होने वाला अथवा भयंकर दर्द होने पर भी उनके मुंह से आह नहीं निकलती है। यही जीवन की जीवट का प्रतीक है। परेशानी होते हुए भी यह प्रकट नहीं होने देते कि उन्हें कोई परेशानी भी है। यही तो जीवंतता का चिह्न है। हर छोटी-छोटी बात को अपनी परेशानी का कारण बना लेना ज्यादातर आम लोगों की आदत हो जाती है और फिर कोई परछाईं भी उन्हें भूत होने के भय का अहसास कराने लगती है। परेशानी को आकार ग्रहण कराना हमारी ही निराशावादी सोच की देन होती है। खुशी या परेशानी बाहरी जगत में नहीं हमारे मन में निहित है। कोई कारण या बात आपके लिए परेशानी है, तो किसी अन्य के लिए वह सुखद अनुभव है। अनेक बार तो एक ही वस्तु एक स्थिति में हमारे सुख का कारण होती, तो दूसरी स्थिति में हमारे दुःख का। अतः अपनी सोच बदलें, परेशानी स्वयं दूर हो जाएगी।

***जरथुस्त्र** जब जन्मे तो वह हंसते हुए पैदा हुए। अन्य बालकों की तरह वह रोए नहीं। इसे देखकर सभी उपस्थित जन आश्चर्य चकित रह गए कि यह रोए क्यों नहीं। भांति-भांति की अटकलें लगाई गईं। जब जरथुस्त्र बड़े हुए, तो लोगों ने जन्म के समय हंसने का वृतांत उन्हें सुनाया तथा इस हंसने का रहस्य भी जानना चाहा, वे बोले, "हम तो मर रहे थे तब भी हंस रहे थे। तब से ही पर्दे के पीछे से हंसते चले आ रहे*

हैं। हम जन्म के समय ही हंसे, हर परिवर्तन हंसकर ही झेला जाता है।" समझ में नहीं आया कि मरते समय क्यों हंसे, पूछा गया तो बोले कि लोगों को रोते देखकर हंसी आ गई कि कितने नादान हैं, हम मकान बदल रहे हैं, तो इन्हें क्यों परेशानी हो रही है। यदि हम परिवर्तन इसी तरह मुस्कराकर स्वीकार कर लें, तो जीवन जीने का मंत्र आ जाए।

यानी कि दूसरों की किसी अच्छी गतिविधि या कार्य को देखकर हमें परेशानी होने लगती है। हमारी धारणाएं कचोटती हैं कि आखिर कार्य हमारी इच्छा के अनुरूप क्यों नहीं हो रहा है। दूसरा व्यक्ति परेशानी में भी हंस क्यों रहा है ? दुखी क्यों नहीं हो रहा है ?

सुख-दुख बहुत कुछ हमारी सोच पर निर्भर करते हैं। अनेक बार तो सुख के साधन ही हमारे दुःख का कारण बन जाते हैं।

एक आदमी अपनी पत्नी के साथ एक झोंपड़ी में बड़े मजे से रहता था। परिवार में दोनों सुखी थे। आदमी दिन भर मेहनत करता और मजदूरी के रूप में प्राप्त धन से मजे से अपना पेट भरता। उसे न कोई लोभ था और न लालच, न उसकी कोई कामना थी, न आकांक्षा। घृणा तथा ईर्ष्या क्या होती है, इसे वह जानता तक न था। वह एक सीधा-सच्चा श्रमिक था। उसके घर के पास में ही एक सेठ रहता था। वह हमेशा परेशानी और चिंता में ही डूबा रहता था। वह जानता तक न था कि आनंद कैसा होता है। एक दिन एक साधु ने उसे दुखी देखकर समझाया कि तुम्हारी यह धन-दौलत ही तुम्हारी सारी परेशानी और चिंता की जड़ है। तुम्हारी इस धन-संपत्ति ने तुम्हारे अस्तित्व पर अपना कब्जा जमा रखा है। वह तुम्हारे विवेक को दबोचती है। तुम्हरा चित्त हर समय एक चीज से दूसरी चीज की तरफ भटकता हुआ बेचैन रहता है।

इसके पश्चात उस संत महापुरुष ने अंगुली से उसके निर्धन पड़ोसी (श्रमिक) की तरफ संकेत करते हुए कहा कि उसकी तरफ देखो उसके पास कुछ भी नहीं है, परंतु उसका मुखमंडल

कैसा आनंद से खिला हुआ है। उसकी मांसपेशियां कितनी मजबूत हैं। उसके भुजदंड कितने सुडौल हैं। वह कितनी खुशी के साथ प्रसन्नतापूर्वक आनंद से इधर से उधर घूमता-फिरता, गीत गा रहा है, परन्तु हाय ! तुम्हारे भाग्य में ऐसा सुख और आनंद कहां ?"

"धनी ने अपने मन में विचार किया कि साधु के कथनों की परीक्षा ली जाए। साधु के परामर्श पर उस धनी व्यक्ति ने चुपचाप उस निर्धन मजदूर के घर निन्यानवे रुपये एक थैली में रखकर फेंक दिए। दूसरे दिन देखते हैं कि उस निर्धन श्रमिक के घर चूल्हा तक न जला। जब कि पहले प्रतिदिन उस निर्धन के घर ठीक वक्त पर खाना बना करता था।

दूसरे दिन प्रातः काल ही साधु ने उस धनाढ्य को अपने साथ लिया और जा पहुंचा उस निर्धन श्रमिक के घर। उसने श्रमिक से रात को चूल्हा न जलने का कारण पूछा। वह निर्धन उस महात्मा के सम्मुख झूठ न बोल सका और उसने सारा वृतांत सत्य-सत्य कह सुनाया। उसने बताया कि कल से पहले मैं प्रतिदिन कुछ पैसा कमाता था और उनमें से कुछ पैसों में से आटा, सब्जी, तेल मसाला आदि खरीद लाता था। परन्तु कल हमने इसलिए चूल्हा नहीं जलाया कि कल मेरे घर एक छोटी सी थैली आ गिरी जिसमें पूरे निन्यानवे रुपये थे। जब हमने निन्यानवे रुपये गिने तो हमने सोचा कि सिर्फ एक ही रुपये की कमी है। यदि किसी तरह एक रुपया और हो जाए, तो पूरे सौ रुपये हो जाएंगे। बस, उसी एक रुपये की कमी को पूरा करने के लिए हमने यह निश्चय किया कि हम एक दिन छोड़कर खाना खाएंगे और इस तरह हफ्ते भर में थोड़े-थोड़े पैसे बचाकर उस कमी को पूरा कर लेंगे, फिर हमारे पास पूरे सौ रुपये हो जाएंगे। यही कारण है कि कल हमें भूखे ही रहना पड़ा।

ऐसी ही विभिन्न प्रकार की बातें हमारी परेशानियों में वृद्धि करती

रहती हैं। जीवन की विभिन्न प्रकार की आवश्यकताएं तथा नाना प्रकार के कर्तव्य का भार हमारी शारीरिक व मानसिक शक्तियों पर पड़ता है, जो आपको व्याकुल और तनावपूर्ण बनाए रहता है। इन परेशानियों से मुक्ति किस प्रकार मिल सकती है ? ईश्वर इसका समर्थन नहीं करता कि आप अपने कर्मों से अपना पिंड छुड़ा लें अथवा अपने प्रतिदिन के कर्मों से मुख मोड़ें। ईश्वर का मत है कि आप इस प्रकार स्वभाव बना लें, जिससे कठोर परिश्रम के द्वारा साधित होने वाले कार्यों में भी आप सदा विश्राम का अनुभव करते रहें। इसके लिए आपको सदा त्याग रूपी चट्टान पर स्थिर खड़ा होना पड़ेगा और इस तरह इस उत्तम भूमिका पर अपने को दृढ़ता से प्रतिष्ठित करना होगा कि जो भी कार्य आपके सम्मुख उपस्थित हो, उसमें आप पूरी तरह मग्न हो जाएं। इससे फिर कभी आपको थकान नहीं होगी तथा कठिन और श्रम साध्य कार्यों को पूरा करने में आप सफल होंगे।

धैर्य का प्रदर्शन आपके लिए कल्याणकारी सिद्ध होगा। धैर्य चरित्र का उज्ज्वल अलंकार है। किसी विशेष वस्तु के प्रति किसी विशेष प्रकार की प्रवृत्ति धैर्य नहीं कहलाती, जैसे कि एक लड़की अपने-अपने सिलने-बुनने में और एक बच्चा अपने खेल-खिलौनों में प्रकट करता है। वरन हर कार्य और हर परिस्थितियां अपनी स्थिर और कोमल शक्ति का परिचय देना धैर्य है। जो व्यक्ति धैर्य नहीं रखता, वह शीघ्रतापूर्वक विभिन्न प्रकार की परेशानियों का शिकार होकर विनाश की ओर अग्रसर होता है। यदि आप उच्च स्तर की समृद्धि प्राप्त करना चाहते हैं और अपने में उपयोगिता तथा सामर्थ्य पैदा करना चाहते हैं, तो आपको आत्मनियंत्रण करते हुए धैर्य रखने की क्षमता प्राप्त करनी चाहिए। इसमें केवल अपने ही हितों की सिद्धि में लिप्त न रहकर, दूसरों के हितों का भी ख्याल रखना चाहिए। विचारवान लोग सहिष्णु होते हैं और एक लंबी अवधि के लिए दुःख और परेशानी सहने के लिए तैयार रहते हैं। प्रत्येक मनुष्य का यह धर्म है कि वह यह जाने कि जीवन की अत्यंत महत्वपूर्ण समस्याओं और अपने से मतभेद रखने वाले लोगों के साथ किस प्रकार शांतिपूर्वक रहा जा सकता है। झगड़े फसाद से हृदय को दुःख पहुंचते हैं और इनसे मन में विकृति पैदा होती है। धैर्य यदि प्राप्त हो जाए, तो हृदय समर्थ होता है और मानसिक शांति और संतोष

प्राप्त होता है। हालांकि जीवन की प्रत्येक परिस्थिति में से अपने को धैर्यपूर्वक निकाल ले जाना, अपने परिजनों की त्रुटियों के प्रति धैर्य रखना एक बहुत बड़ी अग्नि परीक्षा है, परंतु अंत में विजय धैर्य की होती है। जिस प्रकार कोमल जल अपने निरंतर प्रवाह से कठोर से कठोर चट्टान को भी घिस-घिसकर रेत बना देता है, उसी प्रकार धैर्यवान व्यक्ति अपनी विशाल से विशाल परेशानी को भी अपने धैर्य द्वारा नष्ट कर देता है। ऐसा व्यक्ति अपने विपक्षियों, विरोधियों के समक्ष भी विजयी रहता है। धैर्य से लोगों के हृदय जीते जा सकते हैं। धैर्य ही वास्तविक विजेता और नियंता है।

धैर्य को धारण करने हेतु कार्य संपन्न करते-करते एक दो मिनट का खाली समय निकालकर आप यह ध्यान कीजिए कि परमात्मा सर्वशक्तिमान है। उसी का अंश मेरी आत्मा या सत है तथा यह जो शरीर आदि है, ये तो साक्षी मात्र हैं। मुझे कार्य के फल, अर्थ अथवा परिणाम की चिंता नहीं करनी चाहिए। इस तरह चिंतन करते-करते आंखें बंद कर लीजिए। अपने अंगों को शिथिल छोड़ दीजिए। देह को पूरा विश्राम लेने दीजिए। विचारों के बोझ को मस्तिष्क से उतार फेंकिए। चिंता का बोझ उतारने में आपको जितनी सफलता प्राप्त होगी, उतना ही आप अपने को समर्थ, शक्तिवान अनुभव करेंगे। क्योंकि चिंता ही आपकी परेशानी का वास्तविक कारण है। चिंतन चंचल तथा विक्षुब्ध विचारों का शरीर के प्राण रक्षक अंगों पर बुरा प्रभाव पड़ता है। यदि आपकी कामना है कि आपकी जीवनी शक्ति स्वस्थ कायम रहे, जिंदगी के बोझ को नाड़ी संस्थान आसानी उठा सके, तो आपको अपने अहं भाव को प्रतिदिन मन से बाहर निकालकर उसका बोझ हलका करना होगा। चिंताप्रद तथा हैरान, परेशान करनेवाले विचारों को अपने जीवन का रस न चूसने दीजिए। पूर्ण स्वस्थ तथा बलवती कार्य का शक्ति भेद इसी में छिपा है कि आप अपने मन को सदा प्रसन्न तथा हलका-फुलका रखने का प्रयत्न करें तथा उसे कभी बेचैन, चिंताग्रस्त, हैरान, परेशान या चंचल न होने दें। न ही कभी भी भय अथवा शोक से पराजित होने दें। ऐसा करने से परेशानियों का अस्तित्व स्वयं ही समाप्त हो जाएगा। नीचे लिखे उपायों से इस कार्य को शीघ्र संपन्न करने में सहायता प्राप्त होगी—

1. स्वयं को ज्यादा से ज्यादा चिंता मुक्त रखने का प्रयास करें।

2. किसी भी परेशानी की स्थिति में अपने ईष्ट मित्रों, परिवार वालों व पड़ोसियों की सहायता प्राप्त कीजिए।
3. परेशान स्थिति में संकोच अथवा शर्म का त्याग करें, क्योंकि संकोच अथवा शर्म हमारी परेशानी को बढ़ा सकती है।
4. मन में चिंता उत्पन्न होने पर शुभचिंतकों में इसकी चर्चा अवश्य करें। इससे मन का बोझ हलका होगा और चिंतामुक्त होने का रास्ता मिल सकेगा।
5. किसी भी स्थिति में स्वयं को प्रसन्न एवं प्रफुल्लित रखें।
6. राई का पहाड़ मत बनाइए यानी कि परेशानी के कारकों को भयंकर मत समझिए।
7. परेशानियों का मुकाबला करने हेतु धैर्य का सहारा लीजिए।
8. धैर्य का गुण विकसित करने हेतु उतावलेपन का त्याग करना होगा।
9. किसी भी कार्य को क्रमबद्ध स्पष्टतया एवं तसल्ली के साथ संपन्न करने पर धैर्य का स्वयं ही विकास होता है।
10. अपने चिंतन में असंभव शब्द का स्थान न रखें।
11. कार्य के बिगड़ने पर उसे पुनः पूर्ण करने का प्रयत्न अवश्य करें।
12. किसी अनजान के सामने अपनी परेशानियों का रोना न रोएं।
13. परेशानी पर शांत चित्त चिंतन कीजिएगा।
14. सार्थक चिंतन परेशानियों से मुक्ति प्रदान करता है।
15. बिना पूरी तरह सोचे-विचारे किसी कार्य का आरंभ न करें।

अध्याय 5

मन की ज्योति जीवन ज्योति है

अपने अंतःकरण के नंदन-कानन में जाकर आनंद-रस चखिए। अपने भीतर के स्वर्ग में सुख का अनुभव कीजिए। आपकी सकल कामनाएं पूरी हो जाएंगी। सभी दुखों तथा कष्टों से आपको छुटकारा मिल जाएगा।

"हां यह कथन सत्य है।" क्योंकि आपका अंतःकरण हर स्थान, हर परिस्थिति में आपके साथ है। सत्य या मिथ्या धारणाओं के कारण वस्तुओं को देखने के ढंग अर्थात दृष्टिकोण में अंतर हो सकता है। दृष्टिकोण दो प्रकार का होता है, सकारात्मक या नकारात्मक। इन दोनों में से किसी एक दृष्टिकोण पर ही व्यक्ति का जीवन निर्भर करता है। नकारात्मक सोच व्यक्ति को जीवन की अंधेरी खाइयों में धकेल सकती है, तो वहीं सकारात्मक सोच मनुष्य को जीवन की सर्वोच्चता प्रदान कर देती है।

आप भी इन्हीं दो परिस्थितियों में से किसी एक परिस्थिति के साथ अपना जीवन भोग रहे हैं। यह सोच हमारे आपके मन के गर्भ से ही जन्म लेती है। हमारा मन ही हमारे जीवन का सबसे महत्वपूर्ण बिंदु है। और यही

मन आपकी आशा-निराशा का भी सबसे प्रमुख कारण है। यही हमें हंसाता है, यही हमें रुलाता है। यही खुशियों के ढेर लगाता है, तो यही दुखों के पहाड़ बनाता है। इसके ही अधीन हैं हम सब।

बस इसी को समझना आपकी इस जिंदगी का सबसे महत्वपूर्ण कार्य है। आपको निर्णय यह लेना है कि आप अपने मन को कहां तक समझ पाते हैं और कहां तक उस पर नियंत्रण रखने में कामयाब हो पाते हैं। आप चाहें तो अपने मन को अपने वश में कर, अपनी मुट्ठी में कैद कर सकते हैं, अपने अधीन बना सकते हैं।

मन सदैव चलायमान रहता है। चंचलता इसका स्वाभाविक गुण है। जो इसको भाता है, वही इंद्रियों को सुंदर प्रतीत होता है, क्योंकि इंद्रियां मन के अधीन हैं।

वैसे तो दुनिया का प्रत्येक व्यक्ति सफलता व सुख का आकांक्षी होता है, परंतु कुछ व्यक्ति ऐसे होते हैं, जो विचारों के खाली पुलाव पकाते रहते हैं और मन ही मन प्रसन्नता अनुभव करते रहते हैं, किंतु अपने विचारों को हकीकत का रूप नहीं देते। कुछ लोग अपनी मनःशक्ति द्वारा स्वयं का व्यक्तित्व इतना विकसित कर लेते हैं कि वे अपने शरीर और मन को ही नहीं, अपितु दूसरों के शरीर और मन को भी अपने कार्यों के लिए उपभोग कर सकते हैं। वे जैसा चाहते हैं, वैसा ही दूसरे भी करने लगते हैं।

एक मूर्तिकार का बेटा देखने में बड़ा कुरूप दिखाई पड़ता था। लोग भी उसकी कुरूपता की चर्चा करते रहते। उसकी मां एक दाई का कार्य करती थी। लोगों की उपेक्षा दृष्टि के कारण उसने एक सैनिक के रूप में अपना जीवन आरंभ किया, परंतु कुछ ही दिनों पश्चात उसे पितृ स्नेह से वंचित हो जाना पड़ा। उसने हिम्मत नहीं हारी। दृढ़ मनःशक्ति और अध्यवसाय के बल पर यही कुरूप बालक एक दिन ***दर्शन शास्त्र के जन्मदाता सुकरात*** *के रूप में विश्वविख्यात हुआ।*

संपूर्ण भारत को एकता के रूप में संगठित करने वाले ***चंद्र गुप्त मौर्य*** *को कौन नहीं जानता ? मुरा नाम की एक दासी के गर्भ से जन्म लेकर गरीबी और अभावों के बीच अपनी जिंदगी*

व्यतीत कर बड़े होने वाले चंद्रगुप्त ने चाणक्य जैसे गुरु का सान्निध्य और मार्गदर्शन प्राप्त कर अपनी दृढ़ मनःशक्ति द्वारा भारत के सम्राट का पद प्राप्त कर लिया था और भारत को एक अखंड राष्ट्र के रूप में सुदृढ़ बनाने में सफल हुआ था।

इसी प्रकार हमें भी अपनी मन की शक्ति को संगठित करके सशक्त करना होगा। क्योंकि यह प्रकृति प्रदत्त क्षमता सभी मनुष्यों में छिपी होती है। हमारे अंदर भी मौजूद है। आवश्यकता है तो बस उसे विकसित कर एक दिशा में केंद्रित करने की। जिसने अपनी मनःशक्ति विकसित कर मनोबल को दृढ़ बना लिया और मनःशक्ति को किसी एक निश्चित दिशा में केंद्रित कर दिया है, वह सफल होकर दूसरों पर भारी पड़ता है। उनकी इस सफलता का कारण उनकी जाग्रत मनःशक्ति और पुष्ट मनोबल ही है। इन्हीं के सहारे उनमें ऐसा अदम्य आत्मविश्वास आ जाता है कि वे दूसरों को भी अपनी अनुकूल दिशा में हांक ले जाते हैं। दूसरी ओर उनके प्रभाव में आकर जो लोग कठपुतली की तरह उनकी इच्छानुसार नाचते हैं। उनमें मनःशक्ति निरंतर क्षीण होती जाती है और उनका मनोबल समाप्त होता जाता है। इसी कारण वे दिशाहीन होकर इधर-उधर भटकने लगते हैं। मनःशक्ति का यही प्रभाव एक और रूप में भी देखने को मिल जाता है।

शरीर से लंबा, तगड़ा, हृष्ट-पुष्ट, स्वस्थ और बलशाली मनुष्य भी किसी कार्य को इतनी सुगमता-सुंदरता और सहजता से नहीं कर पाता, जितनी सहजता, सरलता और सुंदरता से एक निर्बल शरीर किंतु उच्च मनोबल वाला मनुष्य सफलता के साथ संपन्न कर देता है। अतः यहां यह बात पूर्णरूपेण स्पष्ट है कि दुर्बल और निर्बल से दिखाई पड़ रहे व्यक्ति का मन उस कार्य के लिए पूरी तरह समर्पित है। तभी वह अपना मन लगाकर उस कार्य को सफलता प्रदान करता है। जब कि हृष्ट-पुष्ट व बलशाली दिखाई पड़ रहा व्यक्ति पूरे मन से उस कार्य को नहीं करता। वह बेमन से ही उसे उलटा सीधा कर देता है।

विचारणीय यह है कि मन का केंद्रीय कार्यालय मस्तिष्क में है। विचारों और कार्यों से हमारा यह सूक्ष्म मन और शरीर दोनों ही प्रभावित होते हैं। यही बात शरीर शास्त्री भी मानते हैं कि विचार-तंत्र यदि ठीक बना रहे,

तो रोग शरीर को इतनी शीघ्रता से प्रभावित नहीं कर सकते। जीवनी शक्ति उन्हें खदेड़ बाहर करने में सक्षम होती है।

हमारा मन, मस्तिष्क और काया सहित संपूर्ण व्यक्तित्व को प्रभावित करता है। विचारों के अस्त-व्यस्त और विकृति में बने रहने पर उसकी प्रतिक्रिया मानसिक स्वास्थ्य पर विनाशकारी प्रभाव डालती है। व्यक्तित्व गड़बड़ाने पर दृष्टिकोण और व्यवहार दोनों ही लड़खड़ा जाते हैं। फलतः जीवन की गतिविधियों में अवांछनीयता का समावेश होने लगता है। ऐसे ही समय में संकटों का आक्रमण होने लगता है और संपूर्ण जीवन नरक बन जाता है। ऐसे ही संकटों का मुकाबला करने हेतु हमें अपनी मनःस्थिति में परिवर्तन लाकर मनःशक्ति को जाग्रत कर उसे दृढ़ता प्रदान करनी चाहिए। जाग्रत मनःशक्ति ही पुरुषार्थ का आधार है। उसी से महत्वपूर्ण कार्य संभव होते हैं। जो इस मनःशक्ति का सदुपयोग करते हैं, वे स्वयं भी प्रसन्नता संतोष, शांति और आनंद का लाभ प्राप्त करते हैं और दूसरों को भी लाभान्वित करते हैं, किंतु कुछ लोग इस दृढ़ मानसिक शक्ति का उपयोग दूसरों को अपने वश में करके नितांत व्यक्तिगत लाभ के लिए करते हैं।

> ***बुद्ध और गांधी*** *जैसे महापुरुष दूसरों पर अपने मनोबल तथा अपनी प्रचंड मनःशक्ति से प्रभाव डालकर उन्हें ऊर्ध्व दिशा में बढ़ने को प्रोत्साहित करते हैं। श्रेष्ठ आचरण उदात्त भावनाएं अपनाने की प्रेरणा देते हैं। हिटलर मुसोलिनी, कंस और रावण जैसे लोग अपने प्रखर मनोबल के प्रभाव से दूसरों के दुर्बल मनोबल का लाभ उठाते हुए उन्हें अनौचित्य अन्याय को मानने, सहने को विवश कर देते हैं। निर्बल मन के लोग दोनों ही स्थितियों में अवश भाव से बहते चले जाते हैं।*

आप भी अपनी इसी दुर्बल मनःशक्ति को अपनी मनःस्थिति में परिवर्तन लाकर सुदृढ़ कर सकते हैं। अपने मनोबल से दूसरों के जीवन को सही दिशा प्रदान कर सकते हैं। यह कोई कठिन कार्य नहीं है। आवश्यकता है तो बस, आपकी निष्ठा और लग्न की।

क्योंकि मनोशास्त्रियों के अनुसार हमारे चेतन मन की अपेक्षा अचेतन मन ही बहुत अधिक बलवान और समर्थ है। खोजों के आधार पर यह कहा

जा रहा है कि चेतन मस्तिष्क को शिथिल करके मन की दृढ़ इच्छाशक्ति को यदि अचेतन मन के विकास में लगाया जाए, तो व्यक्ति अपने शरीर और व्यक्तित्व का कायाकल्प कर सकता है। आज भी हमारे आस-पास समाज में ऐसे व्यक्ति बिना ढूंढ़े ही मिल जाएंगे, जो जवान होते हुए भी बूढ़ों के समान स्वयं को थका-थका सा अनुभव करते हैं, लेकिन इसी का दूसरा रूप यह भी देखने को मिल जाएगा, जैसे मेरे पड़ोस में सिंचाई विभाग से सेवानिवृत शर्मा जी पचहत्तर वर्ष से ऊपर की आयु होने के बावजूद किसी को यह आभास ही नहीं होने देते कि उनकी वास्तविक उम्र कितनी है। जो भी उन्हें देखता है, वह पचास-पचपन से ज्यादा उम्र होने की बात ही स्वीकार नहीं करता। उनकी जिंदगी के प्रतिदिन के क्रिया-कलाप भी युवाओं से ज्यादा शीघ्रता से संपन्न होते हैं और जब वह युवाओं के साथ पैदल चलते हैं, तो गति में सभी को पीछे छोड़ देते हैं। जिस कार्य को उनके युवा पुत्र एक घंटे में निबटा पाते हैं, उसी कार्य को शर्मा जी आधा घंटे में संपन्न कर डालते हैं। जिज्ञासावश एक दिन मैंने उनसे प्रश्न किया कि अंकल इतनी उम्र होते हुए भी आप सभी कार्यों की इतनी शीघ्रता से कैसे कर लेते हैं। पहले वह थोड़ा मंद-मंद मुस्कराए फिर बोले, ‘‘बेटा देखने में तुम्हें मेरा यह शरीर बूढ़ा अवश्य नजर आता है, परंतु एक बात जान लो कि इस बूढ़े शरीर में मेरा मन भी निवास करता है, और वही मन अभी भी जवान है। वह बूढ़ा नहीं हुआ है। तभी तो मैं आज भी शरीर के दुर्बल होते हुए भी हर उस कार्य को कर लेता हूं, जिसे कभी-कभी तुम भी नहीं कर पाते। मेरा यह दृढ़ विश्वास है कि मेरा यह शरीर चाहे जितना निर्बल हो जाए, फिर भी मेरा मन हमेशा जवान ही बना रहेगा।’’

शर्मा जी का यही कायाकल्प हमें बतलाता है कि उनके अवचेतन मन में बैठी जवानी की अवधारणा ही वह परम शक्ति है, जो उन्हें सामर्थ्यवान बनाए हुए है। इस मन के द्वारा ही व्यक्ति दीर्घजीवी हो सकता है, दृश्य अदृश्य जगत का ज्ञान प्राप्त कर सकता है और उसमें चल रही हलचलों को मंद, शिथिल एवं परिवर्तित कर सकता है। इन्हीं सब क्रियाओं और साधनाओं को प्राचीन काल से ही हमारे ऋषि-मुनि तपस्वी आदि प्रत्यक्ष करते चले आ रहे हैं। हमारी योग साधना भी अपने आप में एक संपूर्ण विज्ञान

है। यह एक ऐसा विज्ञान है, जो प्रकृति के रहस्यों को अपने ढंग से सुलझाने में सुनिश्चित है और निष्कर्ष तक काफी समय पहले पहुंच चुका है। आज भी इन्हीं नियमों के अनुसार कोई व्यक्ति यदि प्रयत्न करे, तो वह मनचाही संभावनाओं को साकार कर सकता है। यह उदाहरण इसका पुख्ता प्रमाण है–

बात तब की है, जब विश्व युद्ध चल रहा था। ***नेपोलियन*** *की सेनाएं रूस पर आक्रमण कर वहां चारों तरफ भारी तबाही मचा रही थीं। उस समय रूसी सेना की कमान जनरल कांट टोरस्काफ संभाले थे। इन्हीं दिनों अचानक एक दिन टोरस्काफ की पत्नी को पूर्वाभास हुआ कि वह एक अनजानी सराय के कमरे में अकेली बैठी हुई है। तभी अचानक एक बूढ़ा व्यक्ति एक बच्चे की बांह थामे उसके कमरे में प्रवेश कर रहा है। वह उस बूढ़े को पहचानने का प्रयास करती है, तो प्रतीत हुआ कि वह उसके पिता हैं। कुछ समय पश्चात पिता द्वारा कहे गए शब्द सुनाई पड़ते हैं। ''लो अपने पुत्र को संभालो अब इसे तुम्हें ही पालना होगा। जनरल टोरस्काफ स्वर्ग सिधार चुके हैं। फ्रांसीसी सेनाओं ने वोरोदिनो में उनका वध कर डाला है।''*

यह पूर्वाभास कांट टोरस्काफ की पत्नी को जब कई बार हुआ, तो उसके चेतन मन में बेचैनी व्याप्त हो गई। उससे रहा नहीं गया और उसने इस पूर्वाभास से अपने जनरल पति टोरस्काफ को भी परिचित कराया। उसने भी एक फौजी होने के नाते इस बात को कोई ज्यादा महत्त्व नहीं दिया। परंतु बाद में अचानक एक दिन उसके मस्तिष्क में एक विचार उत्पन्न हुआ कि क्यों न इस स्थान को नक्शे में खोजकर देखा जाए कि आखिर यह स्थान है कहां? इस विचार के पैदा होते ही पति-पत्नी दोनों मिलकर मानचित्र में उस स्थान को बहुत तलाशा, परंतु आखिर में उन्हें सफलता नहीं मिली।

समय धीरे-धीरे गुजरने लगा पति-पत्नी दोनों के ही मन मस्तिष्क ने उस पूर्वाभास को भुला दिया। दोनों ही मस्त होकर अपनी नियमित दिनचर्या व्यतीत करने लगे। इधर युद्ध भीषणतम

रूप धारण करता चला जा रहा था। इसी बीच सन् 1892 के सात सितंबर के दिन मास्को के नजदीक फ्रांसीसी और रूसी सेनाओं के मध्य भयंकर युद्ध हुआ। इस लड़ाई में फ्रांसीसी सेना से बुरी तरह हार का सामना करना पड़ा। इस लड़ाई में दोनों ही देशों के काफी सैनिक मारे गए। उस समय भी रूसी सेना की कमान जनरल टोरस्काफ ने संभाल रखी थी। वही वहां पर युद्ध का नेतृत्व कर रहे थे। उनकी पत्नी पास में ही स्थित एक सराय में रह रही थीं। उस समय वह अपने कमरे में बिलकुल अकेली थी। तभी उसके पिता टोरस्काफ के लड़के की बांह थामें उसके पास आए और पुत्र को उसे सौंपते हुए अपनी पुत्री से बोले, ''जनरल अब इस संसार में नहीं रहे, वे वोरोदिनों के युद्ध में मारे गए हैं। अब अपनी संतान की देखभाल तुम्हें ही करनी पड़ेगी। लो, इसे संभालो।''

अहसास को हकीकत में बदलते देखकर टोरस्काफ की पत्नी स्तंभित रह गईं, क्योंकि मृत्यु स्थल भी ठीक वही स्थान था, जो उन्हें मानचित्र पर खोजने में भी कहीं नहीं मिला था।

इस उदाहरण से यब बात स्पष्ट है कि कोई घटना तरंग के रूप में घटित होती है, उसे प्रयासपूर्वक मानसिक स्तर पर ग्रहण किया जा सकता है अथवा मानसिक बिंब के रूप में उक्त घटना क्रम को एक मस्तिष्क से दूसरे मस्तिष्क तक संचारित-संप्रेषित किया जा सकता है। वैज्ञानिकों ने शोध द्वारा जाना कि दिमाग जब अधिक शांत और अनावश्यक कल्पनाओं से मुक्त जैसी स्थिति में होता है, तो संप्रेषण की क्रिया अधिक सफल और सरल होती है, लेकिन यह स्थिति तभी उत्पन्न हो सकती है, जब आप में लग्न और निष्ठा हो। कार्य के प्रति समर्पण हो। मन शांत और एकाग्र हो।

''मैं नहीं कर सकता ? यह कार्य मेरे वश का नहीं है ? या इसे मैं नहीं कर पाऊंगा ? अरे तुम ये करोगे तो ऐसा-वैसा हो सकता है।'' अथवा ''अगर मैंने किया और कहीं कुछ गड़बड़ा गया तो ? कहीं इस कार्य में असफल न हो जाऊं ?''

—जैसी भावनाएं रखने वाला मन अपनी दुर्बलता को ही प्रदर्शित करता

है। स्वयं को उस कार्य के संचालन में अक्षम समझकर ही वह असफलता का रोना लेकर बैठ जाता है। अपने अंदर तक एक शंका को जन्म दे देता है। कार्य को प्रारंभ करने से पहले ही उस पर एक प्रश्न-चिह्न लगा देता है। प्रारंभ होने से पूर्व ही प्रश्नचिह्न लग जाने वाला कार्य कभी निर्विघ्न संपन्न नहीं होता। आखिर ऐसा क्यों होता है ?

—जबकि हर मनुष्य में यह क्षमता होती है कि वह अपनी मनःशक्ति द्वारा किसी भी कार्य को कुशलता पूर्वक संचालित कर सकता है।

—जबकि सभी मनुष्यों में यह शक्ति मौजूद है, तो फिर आप स्वयं को असमर्थ क्यों समझने लगते हैं।

—यही तो आपके मन का भ्रम है। अगर आप अपने मन के अंदर छिपे इसी भ्रम को नष्ट कर दें ? तो फिर जीवन में कोई समस्या ही नहीं है। क्योंकि आपके मन के अंदर स्थित यही भ्रम आपको स्वयं के संबंध में अनभिज्ञ ही रखता है। आप अपनी क्षमता का पूर्ण आंकलन ही नहीं कर पाते, आपको जानकारी ही नहीं होती कि आप क्या कर सकते हैं ?

—क्यों नहीं तोड़ डालते इस मिथक को ? हां, आपको यह कार्य अभी से करना है। यही आपकी निराशा की जड़ भी है यही आपकी दुश्मन है।

—इस दुश्मन को समाप्त करने के लिए आपको अपने मन को संकल्पों के सूत्रों में पिरोना होगा। संकल्प यानी कि प्रत्येक मनुष्य होश संभालते ही कुछ संकल्प निर्धारित कर लेता है। और फिर जीवन भर उन संकल्पों को पूर्ण करने में ही व्यतीत कर देता है।

—यानी कि आपको कुछ संकल्प धारण करने होंगे और दृढ़ता के साथ उन पर कायम रहना होगा। उनका पालन करना होगा।

—इसी के साथ-साथ आपको अपने अंतःमन के अंदर इस धारणा को दृढ़ रूप में बैठाना होगा कि मैं क्या नहीं कर सकता, यानी कि मैं निश्चय करूं तो सब कुछ कर सकता हूं। कोई भी कार्य मेरे वश से बाहर नहीं है। मैं सभी कुछ करने में पूर्णतयः सक्षम हूं। ऐसी धारणा मृत्यु शय्या पर पड़े व्यक्ति के शरीर में भी प्राण संचारित कर देती है।

—अतः मन में छिपे तमाम विकारों को नष्ट कर इसी धारणा को मन के अंदर पुष्ट करना है। यही आपकी सफलता का मूल मंत्र भी है। मन

के हार जाने पर हार निश्चित होती है। और मन में जीतने पर जीत मिल कर ही रहती है। आपको स्वयं के असफल हो जाने अथवा हार जाने पर मन को नहीं हारने देना चाहिए और छोटा भी नहीं करना चाहिए। यह कार्य अपेक्षाओं के विपरीत हो गया तो क्या बात हो गई। जिंदगी में अभी बहुत से अच्छे अवसर भरे पड़े हैं, फिर सोच किस बात की। यह निराशा कैसी ?

—नहीं, मुझे निराश होने की कोई आवश्यकता नहीं है। जिंदगी में यह सब तो चलता है। और फिर यह समस्या तो हर व्यक्ति को झेलनी पड़ती है। मैं भी तो मनुष्य हूं।

—यही सोच आपके मन की ज्योति को प्रज्वलित कर देगी। निराशा और हार दूर-दूर तक नजर नहीं आएगी। यहीं से मनःस्थिति का परिवर्तन प्रारंभ हो जाएगा। मनःस्थिति के इस परिवर्तन को गतिमय बनाए रखने के लिए आपको हर परिस्थिति में प्रसन्न रहना होगा।

सक्रियता, स्फूर्ति, प्रफुल्लता, उत्साह, उमंग पैदा कर लो मन में। कभी-कभी अगर यह गड़बड़ा जाए तो उसे तुरंत पूर्व स्थिति में लाने का प्रयत्न करना चाहिए। जिसका मानसिक धरातल जितना लोचपूर्ण होता है, वह उतनी ही शीघ्रता से अपने प्रयास में सफल होता है। जो जितना शीघ्र सामान्य मानसिक अवस्था में लौट आता है, मनोविज्ञान की दृष्टि से उसे उतना ही स्वस्थ मन वाला व्यक्ति कहा जा सकता है। महामानवों एवं महापुरुषों की मानसिक संरचना लगभग ऐसी ही होती है। वे क्रोधी भी होते हैं, परंतु जितनी तीव्रता के साथ उनका गुस्सा प्रकट होता है, उसी गति के साथ वह विलुप्त भी हो जाता है। मन का नियंत्रण क्रोध को शांत कर देता है। ऊर्जा व्यर्थ होने से बच जाती है। अन्यथा की उत्तेजना मन को अशांत करती है। क्रोध का कारण बनती है। इस उत्तेजना को ही आपको शांत करना है। तभी मन भी स्वस्थ रहेगा।

जिंदगी में महत्वाकांक्षी होना बहुत अच्छी बात है, परंतु अति महत्वाकांक्षी होना उससे भी बुरी बात है। अतः अब आप भी सावधान हो जाइएगा। कहीं आप भी अति महत्वाकांक्षी तो नहीं हैं ? कहीं आपकी निराशा का प्रमुख कारण यह अति महत्वाकांक्षा ही तो नहीं है ? अगर ऐसा है, तो आपकी यह निष्क्रियता, निस्तेजता, उदासीनता, निराशा आदि की असली जड़ यही

अति महत्वाकांक्षा ही है, इसे समाप्त कर दीजिए। जिंदगी के वास्तविक लक्ष्य का हमेशा ध्यान रखिए, इसी बीच अगर कुछ अवांछनीय आकांक्षाएं जन्म लेती हैं, तो मन द्वारा उन्हें हटा दीजिए। प्रयत्न कीजिए सफलतरा अवश्य प्राप्त होगी। ध्यान रखें कि एक बड़ी आकांक्षा को साकार रूप देने की अपेक्षा छोटी-छोटी आकांक्षाओं की पूर्ति में शक्ति नष्ट कर देने से बड़ी आकांक्षा अधूरी ही रह जाती है और यही असफलता निराशा का प्रमुख कारण होती है। अतः आपको व्यर्थ की आकांक्षाओं को मन से विस्मृत कर देना ही उपयुक्त है।

आपकी मनोदशा ही आपके जीवन की सफलता असफलता को निर्धारित करती है। लिहाजा जिंदगी को सुखमय बनाने के लिए आज ही और अभी से रुचि और प्रसन्नता को अपनी जिंदगी में धारण कीजिए। किसी के भी प्रति अरुचि प्रदर्शित मत कीजिएगा। सबको प्रकृति द्वारा प्रदत्त उपहार समझकर मुस्कराहट के साथ उसका स्वागत करिएगा। फिर देखिएगा कि जिंदगी स्वयं ही खुशी से खिल उठेगी। मन आनंद से भर उठेगा। सभी कष्ट, सभी परेशानियां पल में छू मंतर हो जाएंगे, लगेगा कभी कोई दुःख था ही नहीं। मन की ज्योति प्रज्वलित हो उठेगी। सभी ओर प्रकाश ही प्रकाश होगा। सभी मनोकामनाएं पूर्ण होती नजर आएंगी। हर तरफ आनंद ही आनंद होगा। इन उपलब्धियों के लिए निम्नांकित उपायों पर अमल करके देखें—

1. प्रार्थना, भजन आदि के स्वरों को कानों में प्रवेश कराने से मन को शांति एवं स्थिरता प्राप्त होती है। अतः दिनचर्या का आरंभ धार्मिक कार्यों से करें।
2. प्रातः काल शरीर की स्वच्छता के बाद ध्यान लगाने से यानी कि थोड़ा एकांत में मन को स्थिर कर, प्रार्थना में एकाग्रचित करने से मन को शांति तथा स्फूर्ति प्राप्त होती है। अतः ध्यान द्वारा मन को शांत और एकाग्र करें।
3. हमेशा यह प्रयास करें कि जिन घटनाओं अथवा बातों से आपका सामना हो, उन्हें सहजता एवं सरलता से लें।
4. किसी भी बात पर शीघ्र ही खिन्न एवं उत्तेजित न हों, ज्यादा से

ज्यादा शांत रहने का प्रयास करें।

5. मन को ज्यादा से ज्यादा प्रसन्नचित रखने के लिए मजाक और हास्य-व्यंग्य को दिनचर्या का अंग बनाएं। हलका व प्रसन्न मन पूरे दिन के लिए शुभ रहता है।
6. अपनी दिनचर्या को पूर्ण करते समय यदि आप कोई आनंददायक गीत आदि गुनगुनाते रहें, तो मन को प्रसन्न करने में शीघ्र सफलता प्राप्त होती है।
7. प्रातः काल भ्रमण करने से स्वच्छ वायु प्राप्त होती है और आलस्य दूर होता है। इससे मन और शरीर दोनों ही स्वस्थ रहते हैं।
8. मन को अच्छी न लगने वाली बातों पर ध्यान न दें।
9. सकारात्मक सोच पर ही ध्यान केंद्रित करें।
10. किसी भी कार्य को करें, पूर्ण तन्मयता के साथ करें।

अध्याय 6

कठिनाइयों से डरिए नहीं, जूझिए

कठिनाइयों से घबराकर या डरकर भागिए मत, नहीं तो वह आप पर हावी होती चली जाएंगी। उनसे मुकाबले में दो-दो हाथ कीजिए, फिर देखिए आपको खुद लगेगा कि कठिनाई जैसी तो कोई चीज थी ही नहीं।

सफलता का मार्ग सुलभ नहीं है। उसमें पग-पग पर कांटे बिछे हुए हैं। शहद मधुमक्खियों के जहरीले डंकों की बाड़ के अंदर छिपा होता है। जो उन पैने विषैले डंकों का सामना कर सकता है, वही शहद को पा सकता है। मोती पाने की चाह रखने वालों को मगरमच्छों से भरे हुए समुद्र की तली तक जाना ही पड़ता है। संतान के सुख को प्राप्त करने में माता-पिता को अनेक कष्ट उठाने पड़ते हैं। कष्ट और कठिनाई का व्यवधान उन्नति की हर दिशा में उपस्थित रहता है। ऐसी एक भी सफलता नहीं है, जो कठिनाइयों से संघर्ष किए बिना ही प्राप्त हो जाती हो।

जीवन के महत्वपूर्ण मार्ग विघ्न, बाधाओं और कठिनाइयों से सदा भरे रहते हैं। यदि ईश्वर ने सफलता का कठिनाई के साथ गठबंधन न किया होता और उसे सर्व-सुलभ बना दिया होता, तो मनुष्य जाति का यह सबसे

बड़ा दुर्भाग्य होता, क्योंकि तब सरलता से प्राप्त सफलता बिलकुल नीरस हो जाती। जो वस्तु जितनी कठिनता से प्राप्त होती है, वह उतनी ही आनंददायक होती है। दुर्लभता और दुष्प्राप्यता से आनंद का घनिष्ठ संबंध है। जो वस्तुएं दुर्लभ हैं, सर्व साधारण को आसानी से प्राप्त नहीं होतीं, उन्हें ही पाने को सफलता कहते हैं। जिन कार्यों की सफलता सर्व सुलभ है, वैसे कार्य तो सब लोग सदा करते ही रहते हैं। उनके लिए न कोई पुस्तक पढ़ने की आवश्यकता पड़ती है और न किसी अन्य कठिन परिश्रम की।

यदि महत्वपूर्ण को प्राप्त करने में कुछ बाधा या कठिनाई न होती तो वे महत्वूर्ण न रहतीं और न उनमें कुछ रस आता। कोई रस और विशेषता न रहने पर यह संसार बड़ा ही नीरस एवं कुरूप हो जाता, लोगों को जीवन एक भार की भांति अप्रिय प्रतीत होने लगता।

*वृद्धावस्था तक लकवे की बीमारी के कारण **राजनारायण बसु** राजगृह में ही निवास करने लगे। अब उनका बाहर जाना बिलकुल ही बंद हो गया। उनके परम प्रिय शिष्य बाबू अश्विनी कुमार को इस बात का पता चला कि उनके गुरुदेव बीमार हैं। वे तुरंत उनके दर्शनों के लिए चल पड़े। अश्विनी कुमार बाबू गुरुदेव के कमरे में प्रवेश करते हुए काफी गंभीर हो गए। दुःख भरे स्वर में उन्होंने गुरुदेव को प्रणाम किया और आशीर्वाद पाकर समीप ही चारपाई पर बैठ गए। कुछ देर में ही बातचीत का सिलसिला चल पड़ा। राजनारायण बसु ने अपने मार्मिक उपदेश प्रारंभ कर दिए। भगवद्गीता तथा उपनिषदों के श्लोक वर्डसवर्थ, शैली बायरन तथा हाफिज आदि संत पुरुषों की सम्मतियां वे इस प्रकार देने लगे, मानों वे पूर्णरूप से स्वस्थ हों। उन्हें किसी प्रकार की कोई कठिनाई अथवा कष्ट न हो। यह देखकर अश्विनी कुमार ने पूछा, "भगवन आपने तो ईश्वर की उपासना की है। फिर भी वह आपको कष्ट देकर कठिनाइयों में डाल रहा है और मैं देख रहा हूं कि आप इतना सब हो जाने पर भी उसी परमात्मा के गुण गाए जा रहे हो। राजनारायण बसु मुस्कराकर बोले, "अश्विनी कुमार तू उन्हें दोष न दे। थोड़े*

दिन यह शारीरिक कष्ट मिले, तो इससे मेरा क्या बिगड़ जाएगा ? अब रोग शय्या पर पड़ा और भी निश्चित भाव से भजन कर सकूंगा। पर क्या तुम यह भूल रहे हो कि मैंने उन्हीं से इस जीवन के कितने सुंदर दृश्य देखे और सुख उठाए हैं।" कठिनाई में भी गुरुदेव की यह अविचल निष्ठा देखकर अश्विनी बाबू आगे कुछ न बोल सके।

इसी प्रकार कठिनाइयों के न रहने पर एक और हानि होती है कि मनुष्य की क्रियाशीलता कार्यकुशलता और चैतन्यता प्रायः नष्ट हो जाती है। ठोकर खा-खा कर कठिनाइयां झेल-झेल कर अनुभव एकत्रित किया जाता है। कठिनाइयों एवं कष्टों की चोट सहकर मनुष्य दृढ़ बलवान और साहसी बनता जाता है। कठिनाइयों एवं मुसीबतों की अग्नि में तपाए जाने पर बहुत सी कमजोरियां जलकर नष्ट हो जाती हैं और मनुष्य खरे स्वर्ण की तरह चमकने लगता है। हथियार की धार पत्थर पर रगड़ने से तेज हो जाती है। खराद पर चढ़ाने से हीरे में चमक आती है। घात-प्रतिघातों की ठोकर खाकर रबड़ की गेंद की तरह अंततः चेतना में उछाल आता है और वह एक स्थान पर पहुंचने की गतिविधि आरंभ कर देती है। बिना चोट लगे गेंद उछलती नहीं है। बिना थपकी लगे ढोल अथवा मृदंग नहीं बजता। बिना एड़ लगाए घोड़े की चाल में तीव्रता नहीं आती। मनुष्य भी ऐसे ही तत्त्वों से बना हुआ है। यदि कठिनाई न हो, तो उसकी सुप्त शक्तियां जाग्रत न हो सकेंगी और वह जहां का तहां पड़ा दिन काटता रहेगा। सफलता का आनंद बनाए रखने के लिए और चैतन्य होकर शक्तियों के विकास मार्ग पर आगे बढ़ने के लिए कष्ट और कठिनाइयों का रहना बहुत आवश्यक है। इतिहास में जिन महापुरुषों का वर्णन है, उनमें से प्रत्येक के जीवन के पीछे कष्टों और कठिनाइयों में घिरने एवं उनसे डटकर मुकाबला करने का एक लंबा इतिहास है।

यदि ईसा मसीह के जीवन में से उनकी तपश्चर्या और क्रूस पर चढ़ना, इन दो घटनाओं को निकाल दिया जाए, तो वह एक साधारण धर्मोपदेशक मात्र बनकर रह जाएंगे। वीर हकीकत राय, बंदा वैरागी, राणा प्रताप, वीर शिवाजी, लेनिन, गांधी से लेकर दधीचि, राजा हरिश्चंद्र, भक्त प्रहलाद आदि जैसे तमाम महापुरुषों को बनाने का श्रेय उनकी कठिनाइयों को ही है।

यदि उन्होंने कदम-कदम पर कष्ट सहना स्वीकार न किया होता, तो वह साधारण पुरुष ही बनकर रह जाते। शायद महापुरुष का पद उन्हें प्राप्त न हुआ होता। सफलता की मंजिल धीरे-धीरे प्राप्त की जाती है। कठिनाइयों से लड़ता-मरता चोटें और ठोकरें खाता मनुष्य सफल मनोरथ को प्राप्त होता है। साइकिल चलाना सीखने वाले लोग भली भांति जानते हैं कि चढ़ना सीखते समय कई बार पटखनी अथवा टक्कर भी खानी पड़ती है, तभी वे साइकिल चलाना सीख पाते हैं।

एक विकराल समुद्र में आंधी-तूफानों को झेलता, पीड़ित-दुखित और जीवन के लिए संघर्ष करता हुआ एक नाविक समुद्र के मध्य में स्थिति अडिग और अविचलित चट्टान की स्वच्छता देखकर उसे कुछ क्षण के लिए शांति का अहसास हुआ। वह जहाज से उठकर बाहर आया। थोड़ा आगे बढ़ा और एक ऊंचे स्थान पर खड़ा होकर समुद्र में चारों तरफ दृष्टिपात करने लगा। तभी उसने गौर से देखा कि समुद्र की भयावह तरंगें चारों ओर से निरंतर आघात कर रही हैं, तो भी उस चट्टान के मन में न रोष है और न कोई विद्वेष की भावना। कठिनाइयों भरा संघर्ष पूर्ण जीवन पाकर भी उसे कोई ऊब, उत्तेजना या क्रोध नहीं है।

यह दृश्य देखकर नाविक का हृदय श्रद्धा से भर उठा। उसने बेझिझक होकर चट्टान से पूछा, "तुम पर यह समुद्र विकरालता से, चारों ओर से प्रति क्षण प्रहार और आघात कर रहा है, फिर भी तुम निराश नहीं हो ?" नाविक की बात सुनकर चट्टान की आत्मा धीरे स्वर में बोली, "बंधु, निराशा और मृत्यु दोनों एक ही सिक्के के दो पहलू हैं। मैं अगर निराश हो गई होती, तो एक क्षण के लिए ही सही आप जैसे अतिथियों को विश्राम देने और स्वागत करने से वंचित रह जाती।" यह सुनकर नाविक का मन एक चमकती हुई प्रेरणा से भर गया। विचार उत्पन्न हुआ अब जीवन में चाहे कितनी भी कठिनाइयां आएं, मैं उनसे संघर्ष करूंगा और इस चट्टान की तरह ही जीऊंगा,

ताकि हमारी न सही भावी पीढ़ी की और मानवता के आदर्शों की रक्षा हो सके।

कठिनाइयां देखने में विशाल पर्वतों की श्रृंखलाओं के समान विस्तृत तथा दुर्भेद्य लगती हैं, परंतु अगर हकीकत में देखा जाए, तो यह आपका भ्रम मात्र ही होता है। कठिनाइयों के आते ही आप उनकी कठोरता की पूर्व कल्पना करके अपनी शक्तियों का विघटन कर उन्हें नष्ट कर देते हैं और असफलता के भय से कदम भी आगे बढ़ाने में डरते हैं। आपका यह डर ही आपको कठिनाइयों से डराता है। जबकि अभाव और कठिनाई से ही उपलब्धियों के मूल्यांकन का अवसर प्राप्त होता है। इसी से संतोष और सुख की अनुभूति होती है। कठिनाइयों से ही साहस की उत्पत्ति होती है।

प्राणी विशेषज्ञों का मानना है कि जीवधारियों के शरीर में जो परिवर्तन हुए हैं, उसका कारण कठिनाइयों से संघर्ष ही रहा है। यदि सभी कुछ आसानी के साथ पूर्ण होता चला जाए, तो मनोरथ भले ही पूरे होते चले आएं, परंतु प्रतिभा व संघर्षशीलता का मार्ग अवरुद्ध होता चला जाएगा। अमीर व पैसे वालों की संतानें आमतौर पर मंद बुद्धि, आलसी, व्यसनी होती हैं। जबकि कठिनाइयों से जूझने वाले परिवारों के बालक आश्चर्यजनक प्रगति करते देखे जाते हैं। इस तरह की घटनाओं में प्रतिकूलताओं से टकराने पर उत्पन्न होने वाली शक्ति अपनी भूमिका निभाती देखी जा सकती है। दबाव, रगड़ और निरंतर प्रयोग का परिणाम सदा ऐसा ही होता है। कुएं की जगत पर रस्सी के बार-बार घर्षण से इतनी ऊष्मा उत्पन्न होती है कि वहां गहरा गड्ढा हो जाता है। टकराहट से सर्वत्र ऐसी ही शक्ति उत्पन्न होती है।

प्रायः सभी प्रकार की तपश्चर्या शरीर को कष्ट देने वाली तथा मन अखरने वाली होती है। किंतु इसका उद्देश्य प्रतिकूलताओं से टकराने से उत्पन्न शक्ति से लाभ उठाने का होता है। जल प्रपातों की धारा से घूमने वाले पहिए जोड़ दिए जाते हैं। उतने भर से बिजलीघर, पनचक्की टरबाइन जैसे अनेक क्रियाकलाप गतिमान होने लगते हैं।

यह भी सच है कि जितनी शीघ्रता से संघर्ष किया जाएगा, उतनी ही शक्ति उत्पादित होगी। यदि कठिनाइयों को सिर झुकाकर स्वीकार कर लिया जाए, तो इसे मंद स्तर की आत्महत्या ही समझना चाहिए।

महापुरुषों द्वारा स्वीकारी गई कठिनाइयां महान उद्देश्यों की पूर्ति के लिए होती हैं। अखाड़े में भारी वजन उठाने, मुगदरों को घुमाने से पहलवानों की कलाई एवं शरीर मजबूत होता है। इसमें प्रत्यक्षतः असुविधा और कठिनाई अवश्य है, किंतु परोक्ष लाभ भी है। मनुष्य कठोर परिस्थितियों में अपने पर प्रायः रोने और गिड़गिड़ाने लगते हैं। सोचने लगते हैं कि अमुक व्यक्ति हमारी सहायता करेगा, परंतु वास्तविक तथ्य तो यह है कि दुनिया में ऐसे बिरले ही व्यक्ति होते हैं, जो दूसरों के दुःख-सुख को अपना दुःख-सुख मानकर सेवा सहायता करने को तत्पर रहते हैं। अधिकांश लोग तो कठिनाइयों में पड़े दूसरे लोगों की ओर आंख उठाकर देखना भी पसंद नहीं करते। सहानुभूति अथवा हमदर्दी की तो बहुत दूर की रही। अपनी इन कठिन परिस्थितियों के लिए आपको किसी दूसरे व्यक्ति पर दोषारोपण नहीं करना चाहिए। क्योंकि यह स्थिति स्वयं आपके द्वारा ही उत्पन्न की गई है। अन्य कोई भी व्यक्ति आपको दुःख नहीं पहुंचाता। अपितु सुख-दुःख तो स्वयं आपकी मनःस्थिति पर ही निर्भर करते हैं। जैसी आपकी मनःस्थिति होगी, वैसी ही अनुभूतियां और आपकी भावनाएं हो जाएंगी। इसी प्रकार यदि आप भय की भावना को त्याग कर अपने दृष्टिकोण को निर्मल बनाएंगे, तो निश्चित ही कठिन अवसर भी आपको विचलित न कर पाएगा।

सत्र पूरा होने पर आचार्य ने शिष्यों की बुद्धि एवं धैर्य की परीक्षा लेनी चाही। उन्होंने सभी शिष्यों के हाथों में बांस की टोकरियां थमाते हुए कहा कि इसमें नदी का जल भर कर लाना है और विद्यालय की सफाई करनी है। शिष्यों का दिमाग चकराया कि भला बांस की टोकरी में जल, यह कैसे संभव है ? बुझे मन से सभी ने टोकरियां उठाई और पहुंच गए नदी तट पर। काफी प्रयास किया, किन्तु टोकरी में छिद्रों से जल रिस कर निकल जाता। हताश शिष्यों ने लौटकर गुरु को वस्तु स्थिति से परिचित कराया। किंतु एक विद्यार्थी जो अपने कर्तव्य के प्रति गंभीर और समर्पित था, उसमें गुरु के प्रति पूर्णनिष्ठा और आस्था भी थी। यह सोचकर बार-बार जल भरता कि गुरुदेव का कोई भी वाक्य गलत तो हो ही नहीं सकता। प्रातः काल से लेकर

सायं काल तक जल में रहने से टोकरी की बांस की तीलियां फूल चुकी थीं और छिद्र बंद हो चुके थे। अतः गुरु ने सभी शिष्यों को एक स्थान पर एकत्रित किया और परिश्रम का महत्त्व बतलाते हुए कहा कि कार्य तो मैंने तुम्हें अकल्पनीय, कष्टसाध्य और दुष्कर ही सौंपा था, किंतु विवेक, धैर्य, लग्न और निष्ठा तथा निरंतर प्रयास से कठिन कार्य भी संभव हो सकता है।

आपत्तियां अथवा कठिनाइयां यदि किसी का मार्ग रोक सकने में समर्थ होतीं, तो संसार में आज कोई भी व्यक्ति सफल और समृद्ध न हो पाता। दुनिया में ये विपत्तियां आपके लिए ही बनी हैं। आपत्तियां सदा संभाव्य हैं। कदम-कदम पर यहां कठिनाइयों से सामना करना पड़ता है। ऐसा कदाचित ही कोई भग्यवान इस संसार में उत्पन्न हुआ हो, जिसे कठिनाइयों का सामना न करना पड़ा हो। कठिनाइयां रास्ता अवश्य रोकती हैं। रोड़े भी अटकाती हैं। किंतु कब ? तब, जब आप उनसे हार मान बैठते हैं।

अगर आप इनका दृढ़ता से सामना करने के लिए स्वयं को तैयार करने में सफल सिद्ध होते हैं, तो विश्वास कीजिए कि कठिनाइयां आपके लक्ष्य की सिद्धि में सहायक ही सिद्ध होंगी।

मेरे दो मित्रों का चुनाव भारतीय वायु सेना में सेकिंड लेफ्टीनेन्ट के पद पर हुआ था। मुख्यालय से उनको प्रशिक्षण पत्र प्राप्त हुआ, तो दोनों खुशी-खुशी प्रशिक्षण हेतु प्रशिक्षण स्थल पर पहुंच गए। प्रशिक्षण भी प्रारंभ हुआ। प्रातः पांच बजे उठना पड़ता, फिर दौड़ लगानी पड़ती। उसके पश्चात पूरे दिन कभी गड्ढों को कूदना, कभी रस्सी पर चढ़ना, कभी उस पर लटक कर चलना, तो कभी ऊपर से ही छलांग लगाना, जैसे कठिन कार्य करते-करते तीन-चार दिन में ही एक मित्र उकता गया तथा वह परेशान होकर अपना बोरिया-बिस्तर समेट कर घर वापस भाग आया। जब कि पहले मित्र ने पूरी लग्न के साथ प्रतिकूलताओं में स्वयं को उनके अनुरूप ही ढाल लिया और चुनौतियों का सामना करते हुए वायु सेना में कमीशन प्राप्त कर लिया।

दूसरा मित्र प्रशिक्षण से भाग आने पर आज भी पछता रहा है, कठिनाइयों में फंसा परेशान घूम रहा है। अपनी किस्मत को दोष दे रहा है। आंसू बहा रहा है, जबकि पहला मित्र एक्वाईन लीडर के रूप में वायु सेना में शोभा बढ़ाकर स्वयं की किस्मत पर गौरवान्वित हो रहा है। खुशहाल जीवन जी रहा है।

अतः आपको स्वयं को इस स्थिति से बचाना होगा। पूरे मनोयोग के साथ अपने कर्तव्य के प्रति समर्पित रहते हुए नीचे लिखी बातों पर अमल कीजिए। असफलता आपके पास नहीं फटकेगी—

1. किसी भी कठिनाई अथवा समस्या का सामना करने हेतु अपने मन मस्तिष्क को पूर्णतया तैयार कर लें।
2. कार्य की पूरी रूपरेखा बनाएं और अपनी क्षमता के अनुसार नियोजित तरीके से उसे आरंभ करें। कर्तव्य के प्रति समर्पित भाव से कार्य करें। परेशानियों को कार्य का एक अंग समझें। इससे व्यर्थ का तनाव नहीं होगा।
3. अपनी परेशानियों अथवा कठिनाइयों का प्रत्येक व्यक्ति से जिक्र न करें। वह मजाक में ही लेगा।
4. किसी भी परेशानी अथवा समस्या के सामने आने पर शीघ्रता में अविवेकी न बनें। शांत चित्त से उस पर विचार करें।
5. कठिनाइयों की व्यर्थ ही भयानक कल्पनाएं मत कीजिए।
6. अपने विश्वासपात्र एवं हितचिंतक मित्रों से कठिनाइयों अथवा समस्याओं को दूर करने में अवश्य सहायता प्राप्त कीजिए।
7. कठिनाई आने पर किसी के सामने रोइए अथवा गिड़गिड़ाइए मत, बल्कि पूरे साहस से उसका मुकाबला कीजिए।
8. कठिनाई अथवा समस्या के उत्पन्न होने पर ऐसे लोगों के बारे में ज्यादा विचार कीजिए, जिन्होंने उनका सामना कर उन्हें परास्त कर सफलता प्राप्त की हो।
9. ऐसे लोगों से उन समस्याओं से मुकाबला करने के तरीके तथा उपायों को पूछिए।
10. उनके बताए अनुभवों पर चलकर कठिनाइयों को दूर कीजिए।

अध्याय 7

भय को कैसे परास्त करें

भय से ही दुःख आते हैं, भय से ही मृत्यु होती है, और भय से ही बुराइयों का जन्म होता है। भय एक तरह से गुलामी है। गुलाम आजाद होने के लिए तड़पता है। वैसे ही भय ग्रस्त व्यक्ति भी मन ही मन तड़पता है, आजादी के लिए छटपटाता रहता है।

—स्वामी विवेकानंद

हर मनुष्य अपने आप में पूर्णत्व को प्राप्त हो सकता है। एक परमात्मा को छोड़कर सभी कुछ उसके अधीन हो सकता है। प्रकृति के क्रिया-कलापों को प्रभावित कर उसने सृष्टि के विधान पर जिस तरह से विजय प्राप्त की। उसने आज मानव को पृथ्वी पर सर्व विजेता के रूप में प्रति-स्थापित कर दिया है। कोई भी कार्य उसके लिए असंभव नहीं है। जब मनुष्य की इन शक्तियों से आप परिचित हैं, तो फिर आप भयभीत क्यों हैं ? इस भय रूपी अज्ञान बोध को क्यों नहीं नष्ट कर देते ? ''क्यों अब तक इसमें जकड़े हैं ? जबकि आप यह भी भली प्रकार जानते हैं कि इस भय के जन्मदाता आप स्वयं ही हैं।''

भय आपके अविवेकी होने का सबूत है, क्योंकि भय आपके अविवेक और अज्ञान का परिचायक है। इस समाज में बहुत से ऐसे भी मनुष्य हैं, जो अंदर-ही-अंदर भयभीत रहते हैं। हर बात को शक की दृष्टि से देखते हैं। हद तो तब हो जाती है, जब वह भय के वशीभूत होकर रस्सी को सांप समझने लगते हैं। भय पूर्णतया उन पर हावी हो जाने के कारण ही कभी रस्सी उन्हें सर्प नजर आने लगती है। कभी अपनी परछाईं को ही भूत। भय से ग्रसित ये लोग किसी भी कार्य को प्रारंभ करने से पूर्व ही भयभीत हो जाते हैं। डरते-डरते उसका आरंभ करते हैं। सोचते हैं कि कहीं यह बिगड़ न जाए अथवा कुछ बुरा न हो जाए। इसी सोच के कारण हमारा परिश्रम कार्य की अपेक्षा के अनुकूल नहीं हो पाता है और परिश्रम के अभाव में या तो कार्य बिगड़ जाता है या उचित परिणाम नहीं मिल पाता है। भय को मन में स्थापित करने में हमारी मिथ्या धारणाओं का बहुत बड़ा हाथ होता है।

मनोवैज्ञानिकों ने परीक्षा भवन में एक ही कक्षा के विद्यार्थियों को प्रश्न पत्र देने से पूर्व समझाया कि प्रश्न-पत्र इतना सरल है कि तुम्हारे से छोटी क्लास के विद्यार्थी भी हल कर सकते हैं, किंतु तुम लोगों से इसे इसलिए हल कराया जा रहा है, ताकि यह ज्ञात हो सके कि क्या तुम में भी कोई ऐसा विद्यार्थी है, जो इसे हल नहीं कर सकता। अब वही प्रश्न-पत्र दूसरे हॉल में बैठे विद्यार्थियों को दिया गया और उनसे कहा गया कि यह प्रश्न पत्र जरा कठिन है, यह देखने के लिए तुम लोगों को दिया गया है कि क्या तुममें से कोई इसे कर पाता है या नहीं। बस सभी के मस्तिष्क में प्रश्न-पत्र के बारे में विशेष धारणा बन गई। जिन विद्यार्थियों को बताया गया था कि प्रश्न-पत्र सरल है, उन 15 विद्यार्थियों में से 14 छात्रों ने प्रश्न-पत्र को हल कर दिया, परंतु जिन विद्यार्थियों को कहा गया था कि प्रश्न-पत्र कठिन है, उन 15 में से मात्र एक ही विद्यार्थी उस प्रश्न-पत्र को हल कर पाया। ऐसा प्रभाव होता है धारणा का। अतः किसी बात को बिना जांचे-परखे ही उससे संबंधित कोई निश्चित धारणा अथवा मान्यता बना लेना निरी नासमझी है।

हमारे मन में किसी प्रकार की धारणाएं बनाने में परिवारीजनों या उन मित्रों का बहुत बड़ा हाथ होता है, जिन पर हम पूरा विश्वास करते हैं। इसी आधार पर ही तो हमारे विचार इन धारणाओं को दृढ़ता प्रदान करतें हैं। बचपन में सुने काल्पनिक किस्से-कहानियां, भूतों की कथाएं अथवा बच्चों को डराने के लिए प्रयोग किए जाने वाले शब्द उनके कोमल मन में गहराई तक अपनी पैठ बना लेते हैं और यही भय पूरी जिंदगी उनका पीछा करता रहता है। बचपन में बड़ों की हर बात को सत्य और आदर्श मानने वाली भावना के कारण मन उनकी ज्यादातर बातों को एक धारणा का रूप प्रदान कर देता है। यही धारणा आगे चलकर संकट का कारण बनती है, क्योंकि बचपन में घटित कोई घटना अथवा बात बच्चे के कोमल मानस पटल पर अमिट रूप से अंकित हो जाती है और समय-समय पर उसे भयाक्रांत करती रहती है। शंकित होना अथवा वहम पालना भी भय का ही एक अन्य रूप है। संकट का समय हो अथवा कष्टों का कि हाय अब क्या होगा, मैं कैसे कर पाऊंगा ? जैसे भय मिश्रित शब्द मनुष्य के अंदर छिपे भय को ही प्रकट करते हैं। इनसे सफलता को प्राप्त करने से पूर्व असफल होने में वृद्धि ही होती है। पुराने संकट समाप्त होने के स्थान पर नए संकट उत्पन्न होकर मनुष्य को डराने व भयभीत करने लगते हैं।

पानी के जहाज में एक संत भी यात्रा कर रहे थे। यात्रा लंबी थी। ज्यादातर यात्री उनके सत्संग का लाभ उठाते थे। वे सत्संग में सभी श्रोताओं को एक बात का ध्यान अवश्य दिलाते। याद रखो, संसार नश्वर है। संदैव मृत्यु को याद रखो। कभी भी कोई गलत कार्य नहीं हो पाएगा। संत का सूत्र था— मृत्यु का सदैव ध्यान रखना, किंतु मुसाफिरों को संत की बात जंची नहीं और वे प्रतिदिन के ढर्रे की बातों में आदतानुसार निमग्न रहने लगे। एक दिन समुद्र में भयंकर तूफान आ गया। जहाज हिलोरें लेने लगा। चारों ओर हल्ला-गुल्ला मच गया। बेचैनी, भय और त्राहि-त्राहि की आवाजों में कुछ भी सुनाई नहीं पड़ रहा था। सबको प्राण बचाने की चिंता खाए जा रही थी, किंतु असहाय थे, करते क्या ? सभी प्रार्थना में लीन हो गए।

तभी सभी ने देखा कि संत बड़े सहज भाव से शांत मुद्रा में बैठे हैं। धीरे-धीरे समुद्र का तूफान समाप्त हुआ। तभी एक यात्री ने संत के समीप जाकर पूछा कि क्या आप भयभीत नहीं हुए? आपको मृत्यु का डर नहीं लगा ? आप तो सहजता से शांत बैठे रहे। संत ने मुस्कराते हुए यात्रियों को उत्तर दिया, मृत्यु का फंदा समुद्र में ही नहीं पृथ्वी पर भी सदैव इसी प्रकार झूलता रहता है, फिर डरना किस बात का ? अज्ञानी, अविवेकी ही मृत्यु के भय से डरते हैं, मगर लाख डरने के बावजूद मौत से बच नहीं पाते।

भयभीत मनुष्य कभी-कभी तो भय से घबराकर अथवा हड़बड़ाहट में शोर मचाकर अपने साथ वालों को भी संकट में डाल देता है, दुर्घटनाओं का शिकार बना देता है। विशेषज्ञों के मतानुसार ज्यादातर वाहन दुर्घटनाएं मात्र हड़बड़ाहट और दुर्घटना होने से बचाने के चक्कर में होती हैं। जिनमें ज्यादातर उनके पास बैठे हुए व्यक्ति का भयभीत होकर घबरा जाना भी है। मनोचिकित्सकों के अनुसार भय मस्तिष्क संबंधी एक रोग भी है, जो भयग्रस्त मनुष्य की मनोविकृति को प्रदर्शित करता है। यही मानसिक विकार उसकी इच्छाओं, आकांक्षाओं का प्रबल शत्रु भी है और असफलताओं का कारक भी। यह भय ही है, जो मनुष्य को अपना दास बना लेता है। अतः आपको इसके जाल को नष्ट करना होगा। इस जीवन संघर्ष में अपने इस भय रूपी भयंकर शत्रु को परास्त करना होगा। यही तो वह राक्षस है, जो आज तक आपकी खुशियों और सफलताओं को निगले बैठा है। इसका सामना करना है। इसे नष्ट कर इसका अस्तित्व ही समाप्त कर देना है। यही आपका मुख्य ध्येय भी रहना चाहिए।

इस शत्रु को परास्त करना कोई मुश्किल कार्य नहीं है। आप भी कर सकते हैं। बस आवश्यकता है इस कार्य के लिए आपको पूर्ण दृढ़ता एवं साहस के साथ इसका मुकाबला करने की। मेरा विश्वास है कि अगर आपने अपने साहस को दृढ़ता के साथ बनाए रखा, तो भय की परछाईं भी आपके पास नजर नहीं आएगी।

एक बार रेगिस्तान में मुसाफिरों का एक काफिला सफर

पर था। संयोगवश मार्ग में भयंकर लुटेरों के बड़े दल से काफिले की मुठभेड़ हो गई। दल के सरदार के हुक्म पर प्रत्येक यात्री की पूरी तलाशी ली गई। जिससे जो भी मिला वह छीन लिया गया। एक लड़के की तलाशी में सिवा फटे पुराने कपड़ों के अतिरिक्त कुछ भी प्राप्त नहीं हुआ, तो सरदार ने लड़के से पूछा कि क्या तुम्हारे पास कुछ भी नहीं है ? लड़के ने निडरता के साथ उत्तर दिया कि मेरे पास चालीस अशर्फियां हैं। जो मां द्वारा मेरे कपड़ों में सिल दी गई हैं। ये मैं अपनी बहन के लिए ले जा रहा हूं।

सरदार बोला, "जब तुम्हें यह छिपानी न थी, तो फटे कपड़ों में सिलवाने की क्या जरूरत थी ?" तो लड़के ने उत्तर दिया, "मां ने यह इस वास्ते सी दीं थी कि कहीं कोई छीन न ले अथवा कहीं गुम न हो जाएं। साथ ही नसीहत भी दी कि बेटा निर्भय होकर निडरता के साथ जाना। अब मैंने अपनी मां की आज्ञा का पालन किया।" लड़के की इस बहादुरी से भरी सच्चाई से लुटेरों का सरदार प्रसन्न हो गया और उसने सभी मुसाफिरों का लूटा माल वापिस लौटा दिया। सभी लुटेरों का मन बदलकर उन्हें सच्चा रास्ता दिखाने वाला यह बालक आगे चल कर मुस्लिम धर्म का एक प्रसिद्ध धर्मोपदेशक बना।

साहस एवं दृढ़ता के साथ ही आपको अपने संकुचित दृष्टिकोण का विस्तार कर उसे व्यापक बनाना होगा। अपनी धारणाओं एवं पुरानी मान्यताओं का पुनः परीक्षण कर उनको बदलना होगा। यथार्थ के धरातल पर जीवन को जीना होगा। किसी भी बात को सत्य की कसौटी पर कस कर उसके संबंध में धारणा बनानी होगी तथा मन में जो शंकाएं जन्म लेती हैं, उन्हें नष्ट करना होगा। मन को पूर्णतया शंका रहित बनाना होगा और यह तब ही संभव है, जब आप अपने विवेक का प्रयोग कर अपने मस्तिष्क में उत्पन्न होने वाले अनर्गल विचारों को उत्पन्न ही न होने दें। मन को अप्रिय लगने वाले प्रसंगों पर कभी विचार ही न करें। ऐसे विचारों से हमेशा दूरी बनाए रखें। कल्पनाएं कीजिए, लेकिन ऐसी कल्पनाएं मत कीजिए, जो भयंकर हों

अथवा मस्तिष्क को झिझोड़ डालें। गलत या बुरे कार्यों को करते समय मन में भय उत्पन्न होना चाहिए। परंतु सत्य पर आधारित कार्य को करने में भय का कोई स्थान नहीं है।

आपका अध्ययन-चिंतन-मनन ऐसा होना चाहिए, जिसमें व्यर्थ की या नकारात्मक बातों का कोई स्थान न हो। आप चिंतन करें, परंतु ऐसी घटना अथवा बातों का न करें, जिनसे आपको परेशानी अनुभव हो। आपकी सोच आपकी कार्यकुशलता व कार्य संचालन को निर्धारित करती है। पूर्व में कभी किसी असफलता कष्ट अथवा दुर्घटना से उत्पन्न हुए भय पर आगे विचार मत कीजिएगा। जब आप साहस की दृढ़ता के संबल का प्रयोग करेंगे, तो भय आपके पास नहीं फटकेगा। विवेक का इस्तेमाल आपके निर्णय को भयरहित बनाकर आपको निडरता का अभेद कवच पहना देगा। विवेक ही वह मुख्य उपचार है, जो मनुष्य के अज्ञानरूपी भय को जड़ से नष्ट कर मन को निर्भय एवं निर्मल बना देता है। विवेक के जाग्रत होते ही जिंदगी का प्रवाह गति से आगे बढ़ने लगता है। सफलताएं अनुगामित हो जाती हैं। किसी परेशानी, असफलता अथवा अन्य किसी दुर्भावना का कोई भी भय नहीं रहता। दुःख, क्लेश स्वयं नष्ट हो जाते हैं।

__संत फरीद__ के पास एक व्यक्ति आया और बोला, "सुना है मंसूर को काट डाला गया। फिर भी मंसूर हंसता ही रहा। ईसा को सूली पर लटकाया जा रहा था, तब भी वे कहते रहे, लटकाने वाले अनजान हैं, इन्हें क्षमा करना प्रभु ! समझ में नहीं आता, बात जंचती नहीं कि कोई मुझे पत्थर मारे, गर्दन काटे और मैं अनदेखा कर दूं। उन्हें क्षमा प्रदान कर दूं।"

संत फरीद अपने स्थान से उठे और उस व्यक्ति को एक कच्चा नारियल देकर बोले, "इसे तोड़कर लाओ, परंतु एक बात ध्यान रखना कि इसकी अंदर की गिरी साबुत ही निकलनी चाहिए।" व्यक्ति ने नारियल पत्थर पर दे मारा। परिणाम स्पष्ट था, कच्ची गिरी टूटनी थी, टूट गई। व्यक्ति फरीद के पास गया और बोला, "क्षमा करें, मैं गिरी न बचा पाया, क्योंकि वह ऊपरी खोल से जुड़ी हुई थी।" जब फरीद ने दूसरा सूखा व पका हुआ

नारियल देकर कहा, "अब इसे तोड़कर लाओ।" व्यक्ति ने देखा नारियल सूखा है, उसकी गिरी तो अलग से बज रही है। उसने नारयिल तोड़कर देखा अंदर से गिरी साबुत निकली। शांत भाव से फरीद बोले, "देखा तुम्हारी और मंसूर की या तुम्हारी और यीशू की समझ में कच्ची और पक्की गिरी जितना ही अंतर है, क्योंकि जिनका मन और शरीर इकट्ठा ही बना रहता है, उन्हें जीवन में शरीर के दुःख, क्लेश, कष्ट, दर्द आदि महसूस होते हैं, परंतु ऐसे जिनका मन गिरी की तरह अलग हो गया है, ऐसे मनस्वी लोगों को भौतिक दुःखों की पीड़ा अथवा भय कभी नहीं सताता।"

यही वह स्थिति है जहां आप सफलता में बाधा बनने वाली सभी बातों से मुक्त हो जाएंगे। आप भी इस स्थिति को प्राप्त कर सकते हैं। अतः सोचिए आप बहुमूल्य जीवन को व्यर्थ की बातों में क्यों गंवा रहे हैं। आप सर्व शक्तिमान हैं। बस आवश्यकता है तो आपकी जागरूकता की। आइए, अभी से जागरूक होकर अपने सबसे प्रबल शत्रु भय को परास्त करने की तैयारी प्रारंभ कर दीजिए। क्योंकि जब आप निर्भयता की राह पर चलने का मन बना लेंगे, तो रास्ते अपने-आप नजर आते चले जाएंगे। नीचे कुछ बिंदु प्रस्तुत हैं, जिनके सहयोग से आप अवश्य ही सफलता हासिल कर सकेंगे–

1. किसी की सुनी-सुनाई कोई घटना अथवा किसी बात पर शीघ्र विश्वास न करें, जब तक कि स्वयं आपके जीवन में ऐसी कोई घटना घटित न हो।
2. काल्पनिक किस्से कहानियों अथवा भयावह लगने वाली घटनाओं या बातों पर विचार केंद्रित न करें।
3. ऐसी बातों को मात्र मन को बहलाने वाला मनोरंजन समझ मस्तिष्क से विसार दें। दृश्य को आंखों से ओझल करने का प्रयास करें। उसे मन से निकाल दें और इनके स्थान पर रुचिकर तथा सार्थक बातों पर ध्यान केंद्रित करें।
4. बच्चों को ऐसे दृश्यों व घटनाओं से दूर ही रखें। कभी उनके सामने

भय पैदा करने वाली बातों का जिक्र न करें।

5. अपने मन में स्थापित किसी भी पुरानी मान्यता पर आधारित धारणा का पुनः पूर्व मूल्यांकन करें।
6. प्रत्यक्ष साक्षात्कार अथवा यथार्थ की कसौटी पर कसी धारणा को ही हृदय में धारण करें।
7. अज्ञान को नष्ट करने के लिए आध्यात्मिक एवं ज्ञान वर्धक पुस्तकों का अध्ययन करें।
8. विवेक रूपी दीपक का प्रयोग कर अज्ञान रूपी अंधकार (भय) को नष्ट कर दें।
9. विवेक जागरण हेतु मन को शुद्ध-स्वच्छ, निर्विकार बनाना आवश्यक है। इस हेतु आध्यात्मिक पुस्तकों एवं संत-पुरुषों की सहायता प्राप्त करें।
10. साहस के संचार हेतु वीर पुरुषों की घटनाओं तथा कार्यों के संबंध में रुचि जगाएं।
11. साहस ही वह बिंदु है, जो आपको निर्भय बनाएगा।
12. दृढ़-संकल्प विजय को प्राप्त कराने में मुख्य भूमिका निर्वाह करता है।

अध्याय 8

अवसर व्यर्थ न गंवाएं

जो प्रामाणिक हैं, उन्हीं का विश्वास करो। जो अनेक कसौटियों पर खरे उतरें, मात्र उन्हीं से घनिष्टता बनाओ। हर अवसर का मूल्यांकन करो और उसके सदुपयोग की बात सोचो। प्रगति के यही सही तरीके हैं।

महानता के साथ संपर्क साधना या उसके सहयोगी अवसर का सुयोग प्राप्त कर लेना भी कई बार अप्रत्याशित सौभाग्य बनकर सामने आता है। चंदन के वृक्ष के समीप उगे झाड़-झंखाड़ों के भी सुगंधित बन जाने और चंदन के ही मूल्य में बिकने की किंवदंती प्रख्यात है। पानी के दूध में मिलकर दूध के भाव बिकने की बात हम प्रतिदिन व्यवहार में देखते ही हैं। पेड़ से लिपट कर चढ़ने वाली बेल उसी के बराबर ऊंचाई तक जा पहुंचती है, जबकि वह अपने बलबूते पर मात्र जमीन पर ही थोड़ी दूरी तक रेंग सकती है। उसकी दुर्बल काया को देखकर इतनी ऊंचाई पर चढ़ जाने वाली बात किसी भी प्रकार समझ में नहीं आती। किंतु वृक्ष का सानिध्य और उचित अवसर पर उससे लिपट पड़ने का पुरुषार्थ, जब समन्वित होते हैं, तो प्रगति की राहें स्वयं ही खुल जाती हैं। इस प्रकार के संयोग में महान् पक्ष की तो कुछ हानि नहीं होती, पर दुर्बल पक्ष को अनायास ही जैसे दैवीय वरदान प्राप्त हो जाता है।

कार्य करने के लिए उचित अवसर का इंतजार करना आत्म-विश्वास की कमी को ही प्रदर्शित करता है। यह सिद्ध करता है कि आप उस कार्य को टालने की कोशिश कर रहे हैं या उससे जी चुराने का प्रयास कर रहे हैं। कब तक आप ऐसे बचते फिरेंगे। कब तक ऐसे ही जी चुराते रहेंगे ? समय किसी की प्रतीक्षा नहीं करता, तो फिर आप उसकी प्रतीक्षा क्यों कर रहे हैं ?

अवसर तो जिंदगी में प्रतिदिन ही उपलब्ध होता है। परंतु हम उसे पहचानने में भूल कर जाते हैं। इसका प्रमुख कारण आलस्य और आत्म-विश्वास की कमी है। जब सही समय आएगा तभी देखा जाएगा। अभी सही वक्त नहीं आया है, कुछ समय लगेगा। मौका आने दो फिर देखना। देखो, उचित अवसर आने दो फिर सब ठीक रहेगा। जैसे शब्द कार्य के प्रति हममें लगन और आत्म-विश्वास की कमी को प्रदर्शित करते हैं। ऐसे लोगों के लिए अवसर कभी नहीं आता है। हां, इन शब्दों के चक्रव्यूह में उलझकर अवसर गंवा देता है और पछताता रह जाता है।

> ***बेंजामिन फ्रैंकलिन*** *उन दिनों किताबों की एक दुकान चलाते थे। सैल्समैन से एक ग्राहक ने किसी किताब का मूल्य पूछा। उसने बताया एक डालर। ग्राहक कम करने का आग्रह करने लगा, सैल्समैन ने बार-बार समझाया कि हमारे यहां एकदाम की नीति है, आप लें या न लें। दाम एक ही रहेगा। ग्राहक को संतोष न हुआ। वह मालिक के कमरे में घुस गया और उससे कीमत कम करने का आग्रह करने लगा। फ्रेंकलिन ने सिर उठाया और उस ग्राहक की ओर देखते हुए संक्षेप में बोला, "अब उसकी कीमत सवा डालर है। चौथाई डालर मेरे समय की कीमत और जुड़ गई है।" यह सुनकर ग्राहक चला गया, पर थोड़ी देर पश्चात पुनः वापस आया और बोला, "वह पुस्तक उतने ही दाम में दिला दीजिए।" फ्रेंकिलन ने कहा, "अब वह डेढ़ डालर में मिलेगी। प्रथम अवसर आपने गंवा दिया। मगर आप बार-बार हमारा समय खराब करेंगे, तो उसी हिसाब से उस पुस्तक का मूल्य बढ़ता चला जाएगा।"*

कार्य को लंबा खींचने या आलस्य में पड़े रहने की आदत जिन्हें पड़ जाती है, वे अभ्यस्त ढर्रे को बदल कर समय के साथ चलने की बात सोच ही नहीं सकते और सोच भी लें तो इतने साहस का परिचय नहीं दे पाते हैं कि अनभ्यस्त मार्ग पर दो कदम भी रख सकें। उनकी प्रकृति कोल्हू के बैल जैसी बन जाती है, जो कोई संचालक न रहने पर भी निर्धारित कुचक्र में स्वेच्छा पूर्वक घूमता और मरता-खपता रहता है। बुद्धि पूर्वक उन्हें किसी उपयोगी प्रयोग का परामर्श दिया जाए, तो वे अधिक से अधिक सहमति में सिर हिला सकते हैं, किंतु परिवर्तन के लिए जब सही समय आता है तो न जाने कितनी विवशता से असमर्थता के बहाने बनाने और कारण गिनाने लगते हैं। हां, वे पछताते हैं, मगर तब जब दूसरे लोग उसी कार्य को करके सफलता और सम्मान प्राप्त कर चुके होते हैं, मगर अब पछताए क्या होत है जब चिड़िया चुग गई खेत। बीता हुआ समय लौट कर नहीं आता, अतः सोच-विचारों में निरर्थक और निरुद्देश्य बातें सोचने या काल्पनिक सपनों में उड़ान भरने की अपेक्षा यदि यथार्थ के ठोस धरातल पर जिया जाए तो अच्छा है।

अनेक व्यक्ति ऐसे मिल जाएंगे, जो यह शिकायत करते रहते हैं कि उन्हें उस कार्य को करने का अवसर ही प्राप्त नहीं हुआ, वरना वह भी उन्नति कर जाते। कोई भी सफलता अवसर द्वारा नहीं, अपितु मनुष्य द्वारा स्वयं प्राप्त की जाती है। जब सिकंदर महान एक शहर पर विजय प्राप्त कर चुका था, तो उससे पूछा गया कि यदि अवसर प्राप्त हुआ तो वह दूसरा शहर जीत लेने का प्रयास करेंगे। उसने क्रोधित स्वर में उत्तर दिया, अवसर क्या होता है ? मैं स्वयं अवसर बनाता हूं यानी कि करने वाले के लिए सभी अवसर उपयुक्त होते हैं और न करने वाले उचित अवसर प्राप्त होने पर भी उसे पहचान नहीं पाते और निरर्थक होकर रह जाते हैं। महात्मा गांधी जेल में रहने पर भी देश की स्वतंत्रता प्राप्ति का कोई अवसर नहीं चूकते थे। वह जेल में रहकर ही अवसरों का निर्माण करते थे और उन्हें देश की स्वतंत्रता प्राप्ति में लगा देते थे। दक्षिणी अफ्रीका के नेता नेलसन मंडेला ने भी महात्मा गांधी की राह पर चल कर जेल में रहते हुए देश को स्वतंत्र कराने का लक्ष्य पूरा किया। अतः महान लोगों के जीवन का कोई

दिन ऐसा नहीं होता, जो उनके लिए उचित अवसर न हो। वह हर दिन, हर क्षण में अवसर खोज लेते हैं और उसके अनुसार अपनी दिनचर्या को ढाल लेते हैं। यही उनकी सफलता का मुख्य रहस्य है।

__नेपल्स नगर के बड़े गिरजे का पादरी वोरले__ था। चर्च की आमदनी भी अच्छी खासी थी। पर वहां पूजा-पाठ के अतिरिक्त और कोई काम न होता। पादरी इतने भर से संतुष्ट न था। उसने सोचा कुछ और करने के लिए अवसर खोजा जाए, सो वोरले ने नगर में घूमकर वहां की समस्याओं को समझने का प्रयत्न किया। वहां आवारा लड़कों की संख्या तेजी से बढ़ती जा रही थी। उनके द्वारा अन्याय और अत्याचार भी बहुत होते थे। पादरी वोरले ने विचार किया कि इन लड़कों को सुधारने और स्वावलंबी बनाने का काम किया जाना चाहिए। योजना की संपूर्ण रूपरेखा उसने बनाई और उसे कार्यान्वित करने का दृढ़ निश्चय कर लिया। उसका सुधार स्तर तेजी से बढ़ा, हर वर्ष प्रायः पांच हजार लड़के भरती होते रहे और सुधार का महत्वपूर्ण कार्य चलाते रहे। इसका फल यह हुआ कि नेपल्स नगर अपने समय में सुधरे हुए शहरो में अग्रगण्य हो गया। वोरले के अवसर निर्माण की सूझबूझ ने ही यह चमत्कारी परिणाम दिखाया।

वोरले ने सिद्ध कर दिया कि अवसर तो हमेशा ही आपके आस-पास उपस्थित रहता है। आवश्यकता होती है अपनी सूझ-बूझ द्वारा उसे पकड़ पाने की। उसका सदुपयोग करने की। अगर आपको उसे समझना है, तो अपनी कर्तव्यविमूढ़ता को उतार फेंकिए, फिर देखिए वह आपको स्पष्ट दृष्टिगोचर होने लगेगा। दरअसल होता यह है कि हम आकाश से तारे तोड़ लाने की कल्पना तो करने लग जाते हैं, परंतु जो मौका हमारे समीप होता है, उसे अनदेखा कर देते हैं।

एक मजदूर को उसकी फैक्टरी से निकाल दिया जाता है। वह बहुत परेशान रहता है। सोचता है कि उसने एक छोटी-सी गलती कर जीवन-यापन का एक अवसर गंवा दिया, किंतु फिर विचार करता है, क्यों न कंपनी के

माल की बिक्री करके ही कुछ लाभ उठाया जाए। अपने पास जुड़े पैसों में ही वह कमीशन के आधार पर कंपनी के माल की बिक्री आरंभ कर देता है। कुछ वर्षों पश्चात वह बिक्री के लाभ से प्राप्त रुपयों से अपनी खुद की एक फैक्टरी डालकर स्वयं मालिक बन बैठता है। कहां पहले वह एक अदना सा मजदूर था और कहां आज वह स्वयं ऐसी ही कंपनी का मालिक है। अगर वह उस अवसर का लाभ न उठाता, तो शायद वहीं का वहीं रह जाता। परंतु अपनी सूझ-बूझ द्वारा उसने अवसर को पहचाना और उससे लाभ उठाया, तभी आज वह मालिक बन बैठा है।

उपरोक्त उदाहरण से स्पष्ट है कि अवसर कभी समाप्त नहीं होते। जिसके मन में एक ललक है। परिश्रम करने की योग्यता है। उसे अवसर ही अवसर दिखलाई पड़ने लगते हैं। अवसर उसको प्राप्त नहीं होता, जिसमें उससे लाभ प्राप्त करने की योग्यता ही नहीं है। अवसर को योग्य मनुष्य की तलाश रहती है, जो उसका भरपूर दोहन कर सके, उससे भरपूर लाभ उठा सके। अतः भावना में असमर्थता का भाव मत आने दो। पुरुषार्थ रूपी कवच से उसे पुष्ट कर लो। वक्त से पीछा छुड़ाने का प्रयास मत करो, वरन उसे पहचान कर उसके साथ कदम से कदम मिलाकर चलो। वह अपने आप आपके अनुकूल हो जाएगा।

*किशोर **नेपोलियन** जिन दिनों विद्यालय में पढ़ता था। उन दिनों वह एक किराए के मकान में रहता था। उस मकान में एक मनचली लड़की भी रहती थी, जो उससे आए दिन छेड़खानी करती रहती थी, पर नेपोलियन तनिक भी उसकी ओर आकर्षित न होता। बेरुखी अपनाता और अपने पढ़ाई के ही कार्य में लगा रहता। बड़ा होने पर वह अनेक मंजिलें पार करता हुआ अपने देश का सेनापति बन गया। कुछ दिनों के लिए उसे फुरसत मिली, उसने सोचा बचपन के मित्र संबंधियों से एक दौरा करके मिल लिया जाए। इसी संदर्भ में वह वहां गया जहां किराए के मकान में रहकर पढ़ा करता था। उस मनचली लड़की की उसे तब भी याद थीं, पर वह लड़की उसे भूल चुकी थी। नेपोलियन ने उस महिला से मुलाकात की और पूछा इसी मकान में बहुत*

वर्ष पहले एक नेपोलियन नाम का लड़का पढ़ता था, आपको उसकी स्मृति है क्या ? महिला ने अपनी स्मृति पर जोर दिया और कहा एक लड़के की धुंधली सी याद तो है, जो हमेशा पुस्तकों में ही आंखें गढ़ाए रहता था और किसी से सीधे मुंह बात भी नहीं करता था। रूखे स्वभाव का था वह। नेपोलियन ने अपना परिचय देते हुए कहा कि वह बेरुखा लड़का मैं ही हूं। यदि उस समय मैं भी चंचलता के फेर में पड़ गया होता और अवसर को न पहचानता, तो आज अपने देश का प्रधान सेनापति न हो पाता।

अवसर को पहचान कर उसका सदुपयोग करने में ही बुद्धिमत्ता होती है। सूझ-बूझ द्वारा ही आप अवसर पर अपनी पकड़ मजबूत बनाए रख सकते हैं। चिंतित मत होइए, अवसर तो आपके चारों ओर बिखरे पड़े हैं। उन्हें ढूंढ़कर अपनी जिंदगी के मन माफिक ढालिए। क्योंकि समय अभी निकला नहीं है। आपके सामने मौके ही मौके हैं। उन मौकों को व्यर्थ न जाने दीजिए। यही मौके तो आपकी प्रतीक्षा में हैं कि कब आप उनसे लाभ उठाएंगे। एक अवसर निकल गया तो क्या ? अनेक अवसर आपके स्वागत में तैयार खड़े हैं। उन्हें अपने गले से लगाइए और जीवन को सुखी बनाइए। अभी, और इसी घड़ी तो अवसरों से लाभ उठाने का उचित अवसर है। बस आप–

1. हतोत्साहित होने का कोई भी भाव मन में न आने दें।
2. जो भी जैसा भी कार्य हो, पूरे मनोवेग से पूर्ण करें।
3. खिन्नता को जीवन में स्थान न दें।
4. अपनी सूझ-बूझ का अधिक से अधिक उपयोग करें।
5. एक कार्य में असफल रहने पर दूसरा प्रयास आरंभ कर दें।
6. अपने दृष्टिकोण को व्यापक बनाने का प्रयास करें।
7. प्रतिदिन के कार्यों का क्रमवार निर्धारण कर लें।
8. हर कार्य का सूक्ष्म दृष्टि से अवलोकन करें।
9. फिर विचार करें कि उससे ज्यादा से ज्यादा क्या लाभ प्राप्त किया जा सकता है।

10. समय अमूल्य है, इसे पूरा महत्त्व दें।
11. योजना बनाकर कार्य करने से समय की बचत होती है।
12. हर अवसर पर कुछ नया सीखने का प्रयास करें।
13. प्रत्येक मौके को उचित मानकर चलें।
14. महत्वपूर्ण कार्यों को खूब सोच-समझ कर करें।

अध्याय 9

आरंभ आज से ही होना है

संकल्प रहित होने का अर्थ है समय को टालते रहकर कुछ न कर पाना। दृढ़ प्रतिज्ञ न होने की परिणति है एक कदम भी आगे न बढ़ पाना। मात्र सोचते रहने वाले की स्थिति सदा डांवाडोल रहती है।

आज कल... आज ... कल ...कल .... की स्थिति बड़ी भयानक होती है। कार्य को टालने का यह खूबसूरत अंदाज, मनुष्य के लिए पतन का कारण सिद्ध होता है। विलंब के अभ्यस्त ऐसे लोग अपने साथ ही साथ दूसरों के लिए भी सिर-दर्द ही साबित होते हैं।

आलस्य के अलावा कामचोरी का दुर्गुण भी इसी प्रवृत्ति के कारण बढ़ता है। सब आहिस्ता-आहिस्ता आराम से हो जाएगा। कल देखा जाएगा। तुम तो हर वक्त हवा के घोड़े पर ही सवार रहते हो अथवा हथेली पर ही सरसों उगाना चाहते हो। जैसी बातें बनाने वाले लोग अपने साथ ही अन्य लोगों के कार्यों में भी रुकावट का कारण बनते हैं। ऐसे लोग यह नहीं जानते कि कर्मठ व्यक्ति चार दिन के कार्य को 2 दिन में ही निवटा कर अपनी जीवत्ता से हथेली पर सरसों उगाकर दिखा देते हैं। इसके विपरीत आलस्य को ओढ़ने वाला मनुष्य संकल्पहीनता की कमी व स्वयं के प्रति जागरूकता

के अभाव में लापरवाही का शिकार होकर एक ही कार्य को धीरे-धीरे, बड़ी मुश्किल से संपन्न कर पाता है। किसी से वादा कर समय पर न पहुंचना, वादा कर उसे पूरा न करना, बार-बार चक्कर लगवाना जैसी आदतें ऐसे लोगों के खून में सम्मिलित हो जाती हैं। दूसरे लोगों पर इनकी इस बात का कितना क्या प्रभाव पड़ेगा, उनका कितना नुकसान होगा, इस बात से ये बिलकुल बेपरवाह रहते हैं। इन्हें यह अहसास तक नहीं होता कि उनकी यह लापरवाही इनके अपने जीवन को बर्बाद कर रही है। अपने कार्यालय में विलंब से पहुंचने वाले लोग या समय पर अपना कार्य पूर्ण न करने वाले लोग आफिस में अजीब नजरों से देखे जाते हैं। लोग उनके पीछे तरह-तरह की बातें बनाते हैं। मेरे जानकार एक मित्र तो विलंब से कार्यालय पहुंचने के कारण निलंबित ही कर दिए गए। अच्छी खासी चलती नौकरी में रोड़ा ही अटक गया।

इसी प्रकार एक अन्य जानकार मात्र देर के कारण ही भारतीय प्रशासनिक सेवा में स्थान पाने से वंचित रह गए। सभी लिखित परीक्षा पास कर लेने के बाद उनका चयन साक्षात्कार के लिए हो गया। वह खुशी-खुशी साक्षात्कार वाले शहर में पहुंच भी गए, मगर प्रातः काल होटल में आंखें देर से खुलीं। देखा, साक्षात्कार का समय हो चला था। शीघ्रता में तैयार होकर साक्षात्कार देने पहुंच भी गए। लिस्ट देखी तो उसमें साक्षात्कार होने का प्रथम नंबर उन्हीं का था। मालूम करने पर ज्ञात हुआ कि अब तो पांचवा अभ्यर्थी साक्षात्कार दे रहा है। निराश होकर एक तरफ बैठ गए। सबसे अंत में फिर उन्हें बुलाया गया। साक्षात्कार कर्ता ने प्रश्न किया, ''आप साक्षात्कार के लिए अपने समय पर उपस्थित क्यों नहीं हुए ?'' मित्र ने उत्तर दिया, ''सर, थकान के कारण आंखें देर से खुलीं और विलंब हो गया।'' प्रश्नकर्ता ने घूरा और कहा, ''इसका अर्थ आप समय के पाबंद नहीं हैं।'' शर्म से, ''जी, अब आगे ऐसा नहीं होगा।'' प्रत्युत्तर में प्रश्नकर्ता ने कहा, ''आगे नहीं होगा, इसकी क्या गारन्टी है ? आप प्रथम अवसर पर ही असफल हो गए हैं। भाग-दौड़ का कार्य है। आपके समय पर न पहुंचने पर कुछ भी हो सकता है। आपने समय के मूल्य को कोई महत्त्व नहीं दिया, इससे बड़ा कोई अपराध नहीं होता। अतः आप इस नौकरी के काबिल नहीं।''

मित्र की लेट लतीफी ने हाथ में आती-आती नौकरी का भी पत्ता काट दिया, क्योंकि देर होने के कारण शीघ्रता में पहने कपड़े व बाल आदि भी अस्त-व्यस्त हो गए थे। यही इनकी नाकामी का कारण बना।

लापरवाही की बुरी आदत को लोग लालच या शौक-शौक में पकड़ते हैं, पर कुछ ही दिन में ये आदतें व्यसन बनकर ऐसे लोगों को अपने शिकंजे में कस लेती हैं और छोड़ने पर भी नहीं छूटतीं।

नदी में एक रीछ बहता जा रहा था। किनारे पर खड़े साधू ने समझा यह कोई कंबल बहता जा रहा है। कंबल को निकालने के लिए साधू ने नदी में छलांग लगा दी और तैरकर उस तक जा पहुंचा। उसे हाथ से पकड़कर किनारे की तरफ खींचने लगा। रीछ जीवित था। तेज प्रवाह में बहता चला आया था। उसने साधू को जकड़ कर पकड़ लिया, ताकि उस पर सवार होकर नदी के किनारे जा सके। दोनों गुत्थम-गुत्था कर रहे थे। कभी कोई नीचे तो कभी कोई ऊपर। तभी किनारे पर खड़े साथी साधू ने पुकारा कंबल हाथ नहीं आता, तो उसे छोड़ दो और किनारे पर वापस लौट आओ। रीछ से जकड़े उस साधू ने जवाब दिया कि मैं तो इस कंबल को छोड़ना चाहता हूं पर इसने तो मुझे ऐसा जकड़ लिया है कि छूटने की कोई तरकीब नहीं सूझती।

इस स्थिति से बचने के लिए जीवन का एक उद्देश्य, एक संकल्प होना चाहिए, ताकि संसार में उसकी सार्थकता सिद्ध हो सके। संकल्पहीनता की कमी जीवन को भटका देती है। व्यक्ति स्वयं के प्रति भी दृढ़ नहीं रह पाता और लक्ष्यहीन होकर रह जाता है। अतः सबसे पहले यह आवश्यक है कि जीवन के संकल्पों को बिना समय गंवाए दृढ़ता से पूरा करना चाहिए। विश्व प्रसिद्ध इमारतें, ताजमहल या लाल किला को बनवाने में शाहजहां ने संकल्प न किया होता, दृढ़ता के साथ संकल्प पूर्ति हेतु निर्माण न प्रारंभ कराया होता, तो आज यह विश्व प्रसिद्ध धरोहरें हमारे पास न होतीं।

प्रगति की दिशा में आगे बढ़ने तथा सफलता प्राप्त करने के लिए छोटे-बड़े सभी कामों में संकल्प की आवश्यकता पड़ती है। महान् कार्यों में तो इस संकल्प को और भी अधिक दृढ़ता पूर्वक अपनाना पड़ता है।

__समाज सुधारक राजा राममोहन राय__ ने अपनी दृढ़संकल्प शक्ति के बल पर ही असंभव को संभव कर दिखाया। राजा राममोहन राय तब बालक ही थे। उन दिनों सती प्रथा पूरे जोर पर थी। उनके बड़े भाई की मृत्यु हो गई। प्रथा के अनुसार उनकी भाभी को सती होने पर विवश किया गया।

आग की धधकती ज्वालाओं में जिंदा शरीर को झोंक दिया गया। वेदना से छटपटा कर वह चिता के बाहर दौड़ी, पर क्रूर प्रथा पालकों ने उसे बांसों से धकेलकर, फिर से चिता में डाल दिया। राजा राममोहन राय से जीवन का करुण वीभत्स अंत देखा न गया। उनका हृदय चीत्कार सुनकर हॉ-हॉ कर उठा। मस्तिष्क में संकल्प उत्पन्न हुआ कि जब तक इस अमानवीय प्रथा का अंत न कर दूंगा, तब तक चैन से न बैठूंगा। उनका विरोध तभी से प्रारंभ हो गया और उन्होंने अंततः इस प्रथा को नष्ट कर ही दिया।

संकल्प का हथियार विलम्ब का क्षरण करता है। लक्ष्य की ओर अग्रसारित कर हमें आगे बढ़ाता है।

अतः संकल्प को मन में दृढ़ता के साथ धारण कर, जो भी करना है, जैसा भी करना है, आज से ही प्रारंभ कर दो। आपका प्रारंभ ही आपको सफलता तक ले जाएगा। अपने एक-एक क्षण को अमूल्य समझकर उसका सदुपयोग कीजिए। दुराग्रहों से दूर रहकर अभीष्ट की प्राप्ति में मगन हो जाइए। मन में जो भी भय है, दुविधा है, उसे त्याग दो। साहस के साथ निर्भीकता से कार्य प्रारंभ करो, फिर सिलसिला चल निकलेगा। हृदय की सभी आशंका स्वयं नष्ट हो जाएगी।

जिंदगी का नव आरंभ हो जाएगा। समय से पूर्व कार्य पूर्ण कर आप अपने पुरुषार्थ को सार्थकता प्रदान कर देंगे।

एक मंदिर बन रहा था। देश भर से आए शिल्पी स्तंभों से लेकर मंदिर के शिखर में लगने वाली मूर्तियों हेतु पत्थरों पर छेनी से काम कर रहे थे। एक पत्थर कारीगरों के मुखिया ने बेकार समझ कर फेंक दिया। रास्ते में पड़ा वह पत्थर मजदूरों,

राहगीरों की ठोकरें खाता इधर-उधर होता व उदास मन से देखता रहता कि और तो सभी पत्थर मूर्ति का रूप लेकर निखर रहे हैं, एक मैं अभागा पैरों से ठुकराया जा रहा हूं।

एक दिन एक राज कलाकार उधर से गुजरा। उसने वह बेकार पड़ा पत्थर उठाया, छेनी चलानी प्रारंभ की और देखते ही देखते कुछ ही घंटों में एक सुंदर मूर्ति तराश कर खड़ी कर दी। सबने उसके कार्य की प्रशंसा की, वह बड़ा प्रतिभाशाली कलाकार है। एक राह के रोड़े को सुंदर मूर्ति में बदल दिया। कलाकार बोला, "मैं तो औरों की तरह ही हूं, जो पत्थर में से प्रकट किया, वह था तो पत्थर के अंदर ही। मैंने तो मात्र उसे पहचान कर अपना कार्य प्रारंभ किया था और यह मूर्ति तैयार हो गई।"

आपका प्रारंभ भी पत्थर को देवता में बदल सकता है। पत्थर में से एक सुंदर मूर्ति को गढ़ सकता है। अगर आप पत्थर तरासने की शुरुआत ही न करें, तो फिर मूर्ति कैसे बन पाएगी। इसलिए आवश्यकता है तो बस कार्य प्रारंभ करने की। आपका प्रारंभ ही सफलता का मार्ग निश्चित करता है। मन में ठान लो, समय के मूल्य को पहचान लो और तुरंत कार्य प्रारंभ कर दो। सच मानिए परिश्रम और लगन से किए गए कार्य का समापन भी सुखद ही होगा। यदि जीवन में सच्ची सफ़लता पानी है तो–

1. मन में व्याप्त दुश्चिंता व दुविधा का त्याग कर दीजिए।
2. पुरुषार्थ को जाग्रत कर जीवन को संकल्पवान बनाइए।
3. जो करना है, अभी प्रारंभ करिए। किसी भी कार्य को कल पर मत छोड़िए।
4. सभी कार्यों को समय पर पूरा करने का प्रयत्न कीजिए।
5. खाली वक्त का सदैव सदुपयोग कीजिए।
6. किसी को कोई आश्वासन दिया हो, तो उसे पूर्ण अवश्य कीजिए।
7. जिसे मिलने का निश्चित समय दे रखा हो, समय पर उससे अवश्य मिलिए।
8. कल पर किसी भी कार्य को टालने का प्रयत्न मत कीजिए।

9. कार्य पूर्ण होने तक आराम हराम है। वाक्य का चिंतन अवश्य करते रहिएगा।
10. किसी भी कार्य को बेवजह मत लटकाइए।
11. किसी भी कार्य के संबंध में स्थिति पूर्ण स्पष्ट कर दीजिए। भ्रम का वातावरण मत बनाए रखिए।
12. परेशानियों की व्यर्थ कल्पना मत कीजिए, किंतु परेशानी आ जाने पर पूरी शक्ति से उसका मुकाबला कीजिए।
13. जब आज आपका है, तो कल भी आपका ही होगा, जैसे आदर्श वाक्य मन में दृढ़ता उत्पन्न करते हैं।
14. सफल व्यक्तियों के जीवन चरित्र से प्रेरणा लीजिए।
15. खूब सोच समझकर योजना बनाइए, किंतु एक बार कार्य शुरू होने पर उसे पूरा करके ही दम लीजिए।

अध्याय 10

आप क्या नहीं कर सकते हैं

स्वयं को पहचानिए, अपनी शक्तियों को पूर्णतः जाग्रत कीजिए। आपकी सुप्त पड़ी प्रतिभा आपसे वह सभी कुछ करा देगी, जिसे आप अभी तक कल्पनाओं में सोचते रहे हैं। अपनी क्षमताओं के जाग्रत होते ही आप स्वयं कहने लगेंगे कि मैं भी कुछ कर सकता हूं।

मानव जीवन प्रकृति की श्रेष्ठतम रचना है। अतः मनुष्य को श्रेष्ठता पूर्वक जीवन-यापन करना चाहिए। ऊंचे आचार-विचार, ऊंची भावनाएं, उन्नत आदर्श तथा उदार और दूसरे के लिए मंगलकारी व्यवहार ही मनुष्य को शोभा देते हैं। जीवन को सार्थक और समुन्नत बनाने के लिए इसी श्रेष्ठता की अवधारणा जीवन के हर मोड़ पर करते रहना आवश्यक है। मनुष्य होकर भी जो श्रेष्ठ जीवन का सुख न ले सका, उसको असफल ही माना जाएगा। लोग अपनी समस्याओं को यथासाध्य सुलझाने का यत्न भी करते हैं, परंतु होता यह है कि एक समस्या सुलझाने में लगे रहने से दूसरी समस्याओं को हावी होने का अवसर मिल जाता है। जैसे शारीरिक समस्या से जूझने में आर्थिक संकट उठ खड़ा होता है और अर्थ संकट की ओर ध्यान देने पर

मानसिक उद्विग्नता आ घेरती है। इसी प्रकार एक के बाद एक कोई न कोई समस्या सामने आती रहती है। इससे अब मैं कुछ भी नहीं कर सकता। उफ ! मैं तो थक गया, परेशान हो गया, तंग आ गया जैसे निराशाजनक विचार आ घेरते हैं। ऐसी स्थिति में बुद्धि, चातुर्य, विवेक, धैर्य और दूरदर्शिता से कार्य लेना चाहिए। शांतचित्त से यह तय करना चाहिए कि लक्ष्य तक पहुंचने के लिए कौन-सा कार्य श्रेष्ठ है। पूरे पुरुषार्थ के साथ उस मार्ग पर चलना चाहिए।

देखा यह जाता है कि परेशानी के समय में अधिकांश लोग घबराकर धैर्य खो बैठते हैं और जल्दबाजी में वस्तु स्थिति समझने का प्रयत्न ही नहीं करते। बस, भेड़ों की तरह एक-दूसरे के पीछे चलते हैं और परेशानियों के गहरे गर्त में गिरते चले जाते हैं या तेज धारा वाली नदी के प्रवाह में बहते पत्ते की तरह निश्चेष्ट होकर किसी अनिश्चित दिशा में बहते रहते हैं और स्वयं को नष्ट कर लेते हैं।

एक लोक कथा है कि कबूतर को घोंसला बनाना नहीं आता था। वह आड़ी-तिरछी लकड़ी जमा कर लेटा रहता है। हवा का तेज झोंका आते ही टहनी पर जमी वे लकड़ियां जमीन पर गिर जातीं और अंडे-बच्चे नष्ट हो जाते। कबूतर ने दूसरे पक्षियों से प्रार्थना की कि उसे अच्छा घोंसला बनाना सिखा दें। कई पक्षी उसका अनुरोध सुनकर मजबूत घोंसला बनाने सिखाने आए, परंतु कबूतर ने उपेक्षा पूर्वक उस कार्य को देखा और कहा, "इसमें क्या बड़ी बात है ? ऐसा तो मैं भी बना सकता हूं।" कृतघ्नता भरे उसके शब्दों को सुनकर सभी पक्षी अपने-अपने घर उदास होकर चले गए। कहते गए कि जब तुम्हें अच्छा आता ही था, तो हमें बुलाने की जरूरत क्या थी ?

सीखने व करने में रुचि न लेने वाला कबूतर आज भी आड़ी-टेढ़ी लकड़ियों का घोंसला बनाता है और पहले की तरह आए दिन उसका बर्बाद होना देखता रहता है।

यही स्थिति उस मनुष्य की होती है, जो स्वयं के कार्यों में कोई रुचि नहीं लेता। निश्चेष्ट रहकर बुरी स्थिति का शिकार होता रहता है। जीवन

में भले बुरे प्रसंग तो घटते ही रहते हैं। सफलता भी प्राप्त होती है और असफलताओं, हानियों और दुर्घटनाओं की भी कमी नहीं है, किंतु आदमी को अपना विवेक नहीं खोना चाहिए। होता यह है कि प्रतिकूलता आने पर आदमी टूटने लगता है। कई बार तो वह इतना किंकर्तव्य विमूढ़ हो जाता है कि क्या करना चाहिए और क्या नहीं, यह निर्णय भी नहीं ले पाता। यह स्थिति बहुत घातक होती है। उज्ज्वल भविष्य की आशा एक प्रकार से धूमिल हो जाती है। मन-मस्तिष्क की उर्वरता, कल्पनाओं, विचारधाराओं पर विपरीत प्रभाव पड़ता है। विचार ही कर्म की प्रेरणा बनते हैं और हमारे उत्थान-पतन का आधारभूत कारण भी। अतः विचारों में सदैव दृढ़ता रहनी चाहिए।

लक्ष्य की प्रतिबद्धता और उसमें आपकी रुचि ही वह मूल मंत्र है, जो आपको सब कुछ करने पर विवश कर देगी। यही वह शक्ति है, जो आपके अंदर 'मैं क्या नहीं कर सकता अथवा मैं सब कुछ कर सकता हूं', जैसे भावों को उत्पन्न करने में महत्वपूर्ण भूमिका अदा करती है। रुचि ही आपकी प्रसुप्त प्रतिज्ञा को जाग्रत करेगी। लग्न और निष्ठा—'मैं सब कुछ कर सकता हूं' को सार्थकता प्रदान करती है। जिन व्यक्तियों ने अपनी प्रसुप्त प्रतिभा को उपयोगी दिशा में लगाया है, उसके सत्य परिणाम भी उन्हें हाथों-हाथ मिलते देखे गए हैं। परिस्थितियां कितनी भी विषम क्यों न बनी रही हों, पर धुन के धनी लोगों ने जीवन में महत्वपूर्ण सफलता अर्जित की हैं। क्या छोटा, क्या बड़ा, क्या सरल, क्या कठिन जैसा भी कार्य हो इन्हें विचलित नहीं कर पाता। जब तक वह सफलता प्राप्त नहीं कर लेते तब तक वह चैन से नहीं बैठ पाते हैं। उनका मन अटका रहता है। एक नहीं बहुत से उदाहरण ऐसे हैं, जब अकेले व्यक्ति ने साबित कर दिखाया कि वे सब कुछ कर सकते हैं।

बेलग्रेड निवासी ड्रेगिसा रेडवोजेबिक *ने 17 साल तक अकेले मेहनत करके बेलग्रेड के दक्षिण पूर्वी गांव में एक चर्च खड़ा कर दिया। इस चर्च की रूपरेखा तैयार करने से लेकर इसके निर्माण व अंदरूनी साज-सज्जा तक का पूरा काम रेडवोजेबिक ने खुद ही किया है। हालांकि चर्च तैयार करने में उन्हें और भी कम*

समय लगता, लेकिन कम्युनिस्ट शासन के दौरान आई कुछ प्रशासनिक अड़चनों के चलते काफी समय नष्ट हो गया। लेकिन जेबिक मानते हैं कि मुझे कार्य प्रारंभ करने के पहले पल से ही यह विश्वास था कि मैं अपने मिशन में कामयाब रहूंगा। बिना अपने इस विश्वास के मैं यह काम कर ही नहीं सकता।

है न यह लग्न और कार्य के प्रति आस्था की शक्ति का प्रमुख सबूत। आस्था ही कार्य के प्रति लग्न एवं निष्ठा का बीजारोपण करती है और कार्य को परिणाम की स्थिति तक ले जाती है।

वायुयान उन दिनों कल्पना लोक तक ही सीमित था, पर धुन के पक्के धनी लोगों ने इस कल्पना को मूर्तिमान कर ही दिया। इस कार्य में उसे अपनी भारी पूंजी स्वाहा करनी पड़ी और न जाने कितनी रातें इस कल्पना को साकार करने की उधेड़-बुन में जागते हुए व्यतीत करनी पड़ी। पहला जहाज बड़ा बेतुका था। बांस और डंडों का अंबार खड़ा था। 25 हार्स पावर वाला इंजन इतनी आवाज करता था कि सुनने वाले के कान बहरे हो जाएं। सेना के एक जनरल ने उसमें प्रगति की संभावना देखी और 150 डालर में उसे खरीद लिया। साथ ही कुछ पुरस्कार भी दिया। उड़ान भरने में उस साहसी मंडली के कुछ सदस्य मारे भी गए, परंतु भावी कल्पना में उन्हें मृत्यु भी सस्ती अनुभव हुई। टैक्सास प्रांत के एंटीनियो की एक फैक्टरी ने सुधरे हुए पुर्जे बनाए और पहली उड़ान 60 फीट तक ऊंची उठकर साढ़े सात मिनट में संपन्न हुई। उस दुस्साहसिक प्रयास का ही प्रतिफल है कि वायुयान आज अंतरिक्ष के आर-पार जाने में सफल हो रहे हैं।

विश्व की सबसे उच्च चोटी एवरेस्ट पर विजय हासिल करने वाले सर एडमंड हिलेरी को कौन नहीं जानता। ऊंची-ऊंची पर्वत चोटियों के प्रति उनके मन में रुचि जाग्रत हुई। विचार कौंधा इतनी ऊंचाई पर मैं भी चलूं। आस्था को दृढ़ता प्रदान कर अपनी लग्न और साहस के बल पर वे अंततः एवरेस्ट पर मनुष्य की प्रथम पताका फहराने में सफल हो गए। अगर वह उसकी

हिमाच्छादित, उच्च चोटियों को देखकर भयभीत हो जाते, तो कभी भी प्रथम एवरेस्ट विजेता न कहलाए जाते।

यही बातें आप पर भी लागू होती हैं कि कार्य की प्रकृति अथवा आकार की विकरालता से घबराइए मत, वरन सहज भाव से लेकर उसके प्रति अपनी आस्था को मजबूत कीजिए। सोचिए जब मनुष्य चंद्रमा पर पहुंच सकता है, इस विशाल अंतरिक्ष की सैर करके असंभव को संभव बना सकता है, तो फिर आप क्यों नहीं कर सकते ? आप भी इसी पृथ्वी के एक प्राणी हैं। आप में भी बुद्धि है, मस्तिष्क है, दो हाथ और दो पैर हैं। सभी कुछ समान हैं। कार्य के बारे में सिर्फ यह सोचिए कि यह कार्य भी तो आपके लिए ही बना है और इसे आपको ही पूर्ण करना है। आपका यह मनोबल ही कार्य को सिद्धि प्रदान कराएगा और आपके जीवन की सार्थकता को सिद्ध करेगा। जो बीज आपके मन में अंकुरित है, उसे विकसित करने की जिम्मेदारी आपकी है। आपको ही यह विचार करना है कि इसे कैसे पूर्ण करूंगा। अतः उद्देश्य को मन में धारण कर संकल्पबद्ध होकर कार्य में जुट जाइए, सफलता आपके कदम चूमेगी। आप प्रसन्नता से भर उठेंगे। निराशा, असफलता, असंभव जैसे शब्द स्वयं ही आपसे दूर हो जाएंगे। हर तरफ आपका पुरुषार्थ ही दिखलाई पड़ेगा। जीवन को प्रगतिशील दिशा देने वाली प्रतिभा को विकसित करने हेतु ध्यान रखें—

1. कार्यों में रुचि बनाए रखें।
2. अपनी प्रतिभा को पहचान कर विवेक से उसका प्रयोग करें।
3. कार्यों के प्रति अपनी आस्था को दृढ़ बनाएं।
4. मैं सब कुछ कर सकता हूं जैसे भावों को मस्तिष्क में स्थान दें।
5. असंभव कुछ भी नहीं है, इस विचार पर दृढ़ रहें।
6. मस्तिष्क से असफल होने के विचारों को निकाल फेंकें और अपनी अंतर-क्षमताओं को उचित प्रकार से समझें।
7. स्वतः सहानुभूति को प्रथम करके दोष-दुर्गुणों अथवा दुर्बलताओं का निरीक्षण करें और उन्हें दूर करें।
8. अपने ही स्वार्थ के विषय में सोच-विचार बंद करें। दूसरों की सेवा-सहायता की ओर भी सोचें और उसे कार्य रूप में परिणत करें।

9. ईश्वर प्रदत्त इच्छा शक्ति का समुचित प्रयोग करें, उसकी दिशा-धारा को व्यर्थ निरर्थक न बहने दें।
10. जीवन के लक्ष्य को ध्यान में रखते हुए ही जीवनचर्या का निर्धारण करें।
11. मानसिक ऊर्जा को नियंत्रित करके उपयोगी दिशा में नियोजित करें। चिंतन की दिशा को सदैव सृजनात्मक बनाए रखें।
12. प्रति दिन सक्रिय रहें, शरीर को कार्य का अभ्यस्त रखें। यही कार्य-शक्ति असंभव कार्य को भी संभव बना सकती है।

अध्याय 11

हारिए न हिम्मत, बिसारिए न राम

कठिन से कठिन परिस्थितियों में भी हिम्मत न हारने वाला मनुष्य अंततः विजय का वरण कर संसार में यश प्राप्त करता है और यही उसकी श्रेष्ठता का प्रतीक होता है।

मनुष्य जन्म वस्तुतः ईश्वर की सर्वोपरि कलाकृति है, इससे और कोई बहुमूल्य उपहार सृष्टा की तिजोरी में है ही नहीं। जितनी सुविधा और संभावनाएं मनुष्य जन्म में हैं, उतनी सृष्टि के किसी और प्राणी शरीर में नहीं। मनुष्य को समस्त प्राणियों के बीच जो वरिष्ठता, विशिष्टता एवं असाधारण क्षमताएं प्राप्त हैं, उसका उपयोग उसे उन्हीं प्रयोजनों के लिए प्रयुक्त करता है, जिसके लिए उसे इस धरोहर को सौंपा गया है। निजी क्षेत्र में अपूर्णताओं को पूर्ण करना, संचित कुसंस्कारों से पिंड छुड़ाना, सृष्टा के विश्व उद्यान को अधिकाधिक समुन्नत बनाना, यही ऐसे कार्य हैं जिनसे मनुष्यता की वास्तविकता झलकती है।

दिन भर में रोज हर किसी को विभिन्न प्रकार के कार्य करने पड़ते हैं, पर उनके पीछे कुछ न कुछ उद्देश्य निश्चित रूप से समाविष्ट रहते हैं। सृष्टा ने मनुष्य को अपना ज्येष्ठ राजकुमार बनाया है और उसे यह

दायित्व सौंपा है कि सृष्टि को सुव्यवस्थित, समुन्नत और सुसंस्कृत बनाए रखने में उसका हाथ बटाएं।

सौंपे गए उत्तरदायित्व को ठीक तरह से निभा सकने के लिए जिन साधनों की आवश्यकता थी, वह भी ईश्वर ने मनुष्य को प्रदान किए। ठीक उसी प्रकार जैसे कि सरकार उच्च अधिकारियों को अधिकार भी देती है और आवश्यक साधन उपकरण की भी व्यवस्था करती है। क्योंकि यदि वह ऐसा न करे, तो अधिकारियों के लिए सौंपे गए उत्तरदायित्वों को पूरा करना संभव न हो सकेगा। दायित्वों के अनुरूप ही पुलिस को हथियार मिलते हैं, उन्हें नहीं मिलते जो पुलिस में नहीं। आयुधों के विशाल भंडारों की चाबी उच्च अफसरों के पास रहती है। सेनापति के अधिकार में सुसज्जित सेना रहती है। खजाने के बड़े अधिकारी सौंपी गई धनराशि की सुरक्षा करते हैं। इसके अतिरिक्त जिसे जो कार्य मिला है, वह उसे निर्धारित प्रयोजन के लिए ही प्रयुक्त करता है। निजी काम में सरकारी साधनों को लगाने की छूट नहीं रहती। यदि कोई खजाने को अपने निजी काम में प्रयोग कर डाले, तो उसे हड़पे हुए धन के लिए दोषी मान कर न केवल धन लौटाने के लिए बाधित किया जाएगा, वरन जेल भेजने और नौकरी से निकालने जैसा दंड भी दिया जाएगा। यानी कि हर मनुष्य को भी अन्य प्राणियों की तरह ही सामाजिक आवश्यकताएं पूरी करते रहने की छूट भर है।

महत्वाकांक्षा की आग ऐसी है, जिसमें जितने साधन प्राप्त होते जाएंगे, वह उतनी ही अधिक तीव्र होती चली जाएगी है। साधनों की विपुलता वाले भी चैन से नहीं बैठ पाते हैं ? जो मिलता है, कम ही प्रतीत होता है, और अधिक पाने की उत्कंठा लगातार भड़कती चली जाती है। सोने की लंका प्राप्त करके भी रावण को संतोष नहीं हुआ। सिकंदर, चंगेज खां आदि आक्रमण करते और दौलत बटोरते रहे, पर मरते दिन तक संतोष की सांस न ले सके। इसी प्रकार के माया-मोह में कैसे लोग अधिकाधिक साधन और वैभव बटोरने की ललक में जिंदगी भर अच्छे-बुरे कार्य करते हैं, परंतु जब निष्कर्ष पर दृष्टि जाती है, तो निराशा, असफलता, खीज और थकान के अतिरिक्त कुछ भी हाथ नहीं लगता।

जो मिला उसमें से उतना ही उपयोगी है, जितनी कि भोग सकने की

शारीरिक सीमा है। यही मार्ग ही उचित मार्ग है। जब सीमित साधनों में हम अपनी अनिवार्य आवश्यकता को पूरा कर लेते हैं, तो फिर संतुष्ट और प्रसन्न क्यों नहीं रहा जा सकता ?

अपंगता तो कोई अभिशाप नहीं। अनेक अपंग व्यक्तियों ने अपने बुद्धि, कौशल और क्षमताओं से संसार में अपना नाम रोशन किया है। अतः सदैव ध्यान रखें कि अपंग दया का नहीं सम्मान, समानता, सहयोग और प्यार का सच्चा अधिकारी है। होमर ने नेत्र विहीन विकलांगता के बाबजूद अपने युग की सारी वास्तविकता को गहराई से अहसास किया, परखा। प्यार हो या युद्ध, मानव संबंध हो या शत्रुता, अलौकिक धारणाएं हों या धार्मिक आस्थाएं, मानव प्रवृत्ति हो या सामाजिक बंधन, कोई भी भाव ऐसा नहीं जो महाकवि होमर की दृष्टि से ओझल रहा हो। होमर के निकटतम मित्र उन्हें सतत प्रेरणा एवं प्रोत्साहन देते रहे। दोस्तोएवस्की जिसने 'क्राइम एंड पनिशमेंट' जैसे विशिष्ट उपन्यास को लिखकर साहित्य जगत पर अपनी विशिष्ट छाप छोड़ी है। वास्तव में वह एक मानसिक रोगी थे, किंतु भावनात्मक सुधार करने वाले पड़ोसी के कारण वह यह अमर कृति संसार को दे पाए।

*1940 में **कार्ली टैकास** को हंगरी का सर्वश्रेष्ठ निशानेबाज घोषित किया गया और जापान में होने वाले ओलंपिक खेलों में सम्मिलित होने के लिए उसका चयन भी हो गया, परंतु विश्व युद्ध छिड़ जाने के कारण उसे खेल के मैदान की जगह युद्ध के मैदान में जाना पड़ा। 1945 में युद्ध समाप्त हुआ। सन् 1948 में होने वाले ओलंपिक खेलों की तैयारी आरंभ हो गई। टैकास ने भी अपना अभ्यास आरंभ कर दिया। ओलंपिक खेल शुरू होने में दो वर्ष का समय बाकी था। इसी बीच टैकास मोटर दुर्घटना में बुरी तरह घायल हो गया। इसमें उसका दाहिना हाथ भी कट गया। यह देखकर घर-परिवार के लोग, मित्र, संबंधी सभी दुखी थे। जब हाथ ही नहीं रहा, तो फिर निशानेबाजी कैसी ? उनकी सारी आशाएं धूमिल हो गईं। मगर आशा की ज्योति टैकास के मन में जाग्रत थी। घर के लोगों को दुखी देखकर वह एक दिन चुपचाप घर से चला गया। लोग उससे*

मिलने तक की आशा त्याग चुके थे।

सन् 1948 में लंदन में ओलंपिक खेलों का आयोजन हुआ। निशानेबाजी की प्रतियोगिता में प्रथम आए खिलाड़ी का दाहिना हाथ नहीं था। लोग आश्चर्य से भरी आंखों से विजेता को निहार रहे थे। हंगरी वासी प्रसन्नता से उछल रहे थे। बाएं हाथ से निशानेबाजी की चैंपियनशिप प्राप्त करने वाला हंगरी निवासी कार्ली टैकास ही था।

इसी प्रकार हिम्मत और परिश्रम यदि साथ रहे, तो व्यक्ति कुछ भी कर गुजरने में सफल हो जाता है। ईश्वर को याद कर कार्य आरंभ कर डालिए। यदि कोई अड़चन अथवा बाधा उत्पन्न हो जाए, तो घबराइए मत, हिम्मत से काम लीजिए। जो कार्यसाधक हिम्मत से काम लेता है, उसकी ईश्वर भी मदद करता है। और जो हिम्मत ही हार जाता है, तो फिर उसकी कोई मदद नहीं कर पाता। अतः आपको हर परिस्थिति में अपनी हिम्मत को नहीं खोना है, उसे बनाए रखना है। जब हिम्मत साथ होगी तभी परिणाम की सिद्धि होगी। चिंतन और क्रियाकलाप अपने ढंग से चलते रहें और अपने उद्देश्य को पूरा करने में लगे रहें। साधारण जन केवल चिंतन और कर्म का ही भार वहन करते हैं, पर हिम्मती मनुष्य इसके अतिरिक्त आत्म निरीक्षण, आत्म-सुधार, आत्म-निर्माण और आत्म-विकास के चार प्रयत्नों को भी अपने प्रयासों में सम्मिलित किए रहते हैं। ऐसे ही व्यक्ति हर दिन को नए जन्म के रूप में आरंभ करते हैं।

रे एवरी *इटली का विख्यात खिलाड़ी बचपन में न केवल दुबला-पतला था, बल्कि अपंग भी था। वह ठीक से चल भी नहीं सकता था। डॉक्टरों ने उसे पैरों के व्यायाम और मालिश की सलाह दी, साथ ही यह भी कह दिया कि यदि कोई चमत्कार हो जाए, तो वह चलने-फिरने के लायक हो सकेगा। शुरू में उसका चलना, घूमना-फिरना व्हील चेयर पर ही होता था, लेकिन उसकी हिम्मत और आत्मविश्वास की शक्ति ने उसे न केवल अपने पैरों पर खड़ा कर दिया, बल्कि वह कूदने भी लगा। ऊंची कूद में वह इतना माहिर हो गया कि लोगों ने यहां तक कहना*

शुरू कर दिया कि उसके पैरों में मानो स्प्रिंग लगे हों। इसी अपंग युवक ने पेरिस और सेंटलुइस में ऊंची कूद, लंबी कूद और तिहरी कूद में स्वर्ण पदक हासिल कर यह सिद्ध कर दिया कि शारीरिक कमियों को भी हिम्मत एवं आत्मिक बल से दूर किया जा सकता है।

इसी प्रकार आपके लिए सबसे मुख्य बात यह है कि अगले दिनों का सर्वोत्तम स्तर का योजनाबद्ध कार्य उसकी रूपरेखा निर्मित करने का उपयुक्त समय रात्रि को बिस्तर पर सोने से पंहले का है। आज दिन भर जो सोच-विचार या कार्य किया है, उसकी पूरी समीक्षा रात्रि को बिस्तर पर सोते समय करनी चाहिए। जो ठीक बन पड़ा उसके लिए प्रशंसा करनी चाहिए। जो गलत हुआ उसे अगले दिन सुधार कर लेने का निश्चय कर लेना चाहिए। अगले दिन की परिस्थितियों का अनुमान लगाते हुए उनके साथ निबटने की पूरी रूपरेखा यदि रात्रि को ही बना ली जाए, तो सर्वाधिक उपयुक्त, क्योंकि इससे दूसरे दिन आंख खुलते ही जो दिन भर का कार्यक्रम बनाना है। उसके निर्धारण में इस पूर्व चिंतन से सहायता प्राप्त होगी। यही आपके लिए सर्वथा सुखद व उपयुक्त रहेगा। हिम्मत वृद्धि में यह तत्व महत्वपूर्ण कारक सिद्ध होगा। हिम्मत ही मानव का वह प्रमुख मित्र है, जो उसकी सभी अभिलाषाओं को पूर्ण करने में महत्वपूर्ण योगदान करता है। सफलता का वास्तविक मंत्र हिम्मत ही है। यह जिसने खो दी वह जीवन सफर में रह गया और जिसने थाम ली वह आगे बढ़ गया। सफलता का जन्म हिम्मत के गर्भ से होता है, तो फिर क्यों न आज से ही इसकी अभिवृद्धि का प्रयास किया जाए।

मन को संकल्प से बांध लो, हिम्मत स्वयं जुट जाएगी, सफलता आस-पास ही मंडराएगी। बस ध्यान यह रखना है कि–

1. विषम परिस्थितियों में धैर्य एवं सूझ-बूझ का प्रयोग कीजिए और पूरी हिम्मत से उनका मुकाबला कीजिए।
2. डरपोक, दब्बू, मंद बुद्धि जैसे लोगों के साथ ज्यादा संबंध न बनाएं तो यह आपके लिए हितकर है।

3. अंधविश्वासों पर कभी भी विश्वास न करें।
4. समय पर धोखा देने वाले किसी भी मित्र, संबंधी या जानकार को कभी भी अपने महत्वपूर्ण कामों में सम्मिलित नहीं करना चाहिए।
5. मित्रता सदैव साहसी, हिम्मती, बुद्धिमान एवं विश्वासी लोगों से ही कीजिए।
6. मन के उत्साह को बढ़ाने वाली, साहस व हिम्मतों से भरी बातों, कहानियों व चर्चाओं, तस्वीरों, घटनाओं को जीवन में स्थान दीजिए।
7. आप भी स्वयं साहस व हिम्मत से भरे कार्यों में भाग लेकर अपनी ऊर्जा और आत्मविश्वास में वृद्धि कर सकते हैं।
8. अपने दिन भर के कार्यों की समीक्षा कीजिए। गलतियों को सुधारिए और अच्छाइयों को बढ़ाइए।
9. जो भी करना है, बिना किसी संशय अथवा उहापोह की स्थिति में पड़े बगैर पूरी स्वतंत्रता और साहस से कीजिए।

अध्याय 12

अपना भाग्य स्वयं बनाएं

हाथ पर हाथ रखे बैठे रहने से कुछ होने वाला नहीं है। आप द्वारा किया गया प्रयास ही आपकी किस्मत का निर्माण करता है। यही सत्य है। अतः सदैव पूर्ण विवेक के साथ कार्यशील रहें।

किस्मत, यानी कि भाग्य के संबंध में सुनिश्चित बात एक ही है कि वह मनुष्य के कर्मों के अनुरूप ही बदलता रहता है। जिस प्रकार के आप प्रयास करेंगे, उसी के अनुसार आपकी किस्मत का निर्धारण होना है। अतः अपने भाग्य विधाता आप स्वयं हैं। कार्यहीनता अथवा आलस्य व्यक्ति को पतन की ओर ले जाती है। आलस्य ही वह शत्रु है, जो व्यक्ति को कर्महीन बनाता है। कर्महीनता की स्थिति में काहिली, निठल्लापन, आवारगी, कामचोरी आदि बुराइयां एक साथ टूट पड़ती हैं और मनुष्य असहाय होकर इनके समक्ष नतमस्तक हो जाता है। यह बुरी तरह उसके ऊपर हावी होकर उसके आत्म-विश्वास को ही मिटा देती है।

कर्म जीवन का अनिवार्य लक्षण है। कोई भी जीवित प्राणी कर्म के बिना नहीं रह सकता। अनचाहे भी उसे कर्म तो करना ही होगा।

मनुष्य क्योंकि प्रकृति का सर्वश्रेष्ठ जीवन है। उसके पास अपनी बुद्धि

और विवेक है। अतः उससे यह अपेक्षा बिल्कुल स्वाभाविक है कि प्रत्येक व्यक्ति अपने बुद्धि और विवेक द्वारा स्वयं को उत्थान करने वाले और समाज का कल्याण करने वाले कर्म करे।

व्यक्ति प्रायः निजी स्वार्थ के वशीभूत होकर अनेक बार ऐसे कार्य कर बैठता है, जो उसके और समाज के पतन के कारण बनते हैं। ऐसे ही कार्यों को निकृष्ट कर्म कहा जाता है।

कर्म की मूल प्रेरणा हमारी मूलभूत आवश्यकताएं या इच्छित आकांक्षाएं देती हैं। अतः सभी लोग यह चाहते हैं कि हमारे कार्य हमें तुरंत अच्छा फल दें। कुछ लोग तो इस फल के मोह में कार्य नहीं कर पाते, जबकि सच्चाई यह है कि फल कोई अलग वस्तु नहीं है, वह कार्य का ही परिणाम है। अतः कार्य जैसा होगा, उसका फल भी वैसा ही होगा। परिस्थितियां इसमें देर-सबेर जरूर कर सकती हैं। इसलिए व्यक्ति को फल की इच्छा छोड़कर कर्म में जुट जाना चाहिए। भगवान श्रीकृष्ण ने इसी बात को गीता में भली प्रकार समझाया है—**कर्मण्ये वाधिकारस्ते मां फलेषु कदाचन।**

कर्म करने में व्यक्ति का अधिकार है। अतः फल की चिंता से मुक्त होकर निष्काम भाव से कर्म करना चाहिए। फल तो कर्म का परिणाम है वह तो कर्म के अनुसार मिलना ही है। हां, जो लोग फल की चिंता करते हैं, वे पूरे समर्पण भाव से कर्म नहीं कर पाते, अतः कर्म का अपेक्षित फल नहीं मिल पाता। इसलिए व्यक्ति को निष्काम भाव से सदैव कर्म के प्रति समर्पित रहना चाहिए, जिससे जीवन के अपेक्षित लक्ष्यों को प्राप्त किया जा सके। जीवन की बुलंदियों को छुआ जा सके।

ओहियो के झाड़ियों भरे जंगल में एक विधवा ने बड़ी कठिनाई से अपने बच्चे का पालन-पोषण किया था। वह सोचती थी कि शायद उसका लड़का भी उसी की तरह लकड़हारा बनेगा, किंतु संभावना के विपरीत लड़के ***गारफील्ड*** *ने माता से बिना कुछ अपेक्षा किए अपने बलबूते पर विद्याध्ययन और महापुरुषों के सान्निध्य में जीवनयापन करने का मार्ग खोज निकाला। योग्य होने पर उसने लोक सेवा शुरू कर दी। आर्थिक स्थिति तो कामचलाऊ ही बनी रही, पर उसने समाज की दृष्टि में अपनी*

लोकप्रिय छवि बना ली। छोटी सीढ़ियों के माध्यम से चढ़ते-चढ़ते यही गारफील्ड एक दिन अमेरिका का राष्ट्रपति बना।

आमतौर पर ज्यादातर लोगों के दिल में यह धारणा रहती है कि भाग्यवान लोग आखिर ऐसा क्या करते हैं, जो सामान्य लोग नहीं कर पाते ? पेंसिलवानिया के मनोचिकित्सक डॉक्टर स्टीफन वारह की स्पष्ट धारणा है कि भाग्यवान लोग खुद तो दोस्त बनाना और बढ़ाना जानते ही हैं, उनमें एक आकर्षण यह भी होता है कि दूसरे खुद-ब-खुद उनसे दोस्ती करने चले आते हैं। डॉ. वारह ने इस गुण को संवाद क्षेत्र नाम दिया है। उनका विश्वास है कि चेहरे के हाव-भाव, आवाज का उतार-चढ़ाव, शब्दों का चुनाव, आंखों की भाषा, अंगों का संचालन आदि सभी कुछ मिलकर इस संवाद क्षेत्र का निर्माण करते हैं और इन गुणों से संपन्न लोग दूसरों की नजर में आसानी से आ जाते हैं।

आपकी दोस्ती का दायरा जितना विस्तृत होगा। जिंदगी में स्वर्णिम अवसर हाथ लगने की उतनी ही अधिक संभावना बलवती रहेगी। अभिनेता किर्क डगलस का उदाहरण इस संबंध में बड़ा ही प्रेरक है। उसको प्रथम अनुबंध उस समय की एक अनजान सी अभिनेत्री लारेन बेकल द्वारा मिला था। वह युवा डगलस के बहुत से मित्रों में से एक थी। तरह-तरह के लोगों से उसकी दोस्ती थी। नतीजन उसकी उन्नति के अवसर खुलते गए। कोई उचंग बेवजह नहीं आती। मानसिक स्फूर्तियां उन्हीं तथ्यों के आधार पर ही बनती हैं, जिन्हें आपके मस्तिष्क ने सही ढंग से देखा, परखा और गुना है, उसके प्रति कोई राय कायम की है। इन तथ्यों की ओर आपका ध्यान प्रकटतः नहीं गया होता, आपके अवचेतन ने उन्हें देखा-सुना और समझा होता है। आपका अनुमान सही है। इसका भरोसा कैसे हो ? यह समस्या कई बार सामने आ सकती है। उचंगों के बारे में सदा सफल रहने वाले एक सज्जन का जो शेयर दलाल हैं, का कहना है कि मैं पहले स्वयं से सवाल करता हूं कि मैंने इस समस्या के बारे में पूरा सोच विचार लिया है ? जाने-अनजाने मेरे दिमाग में इस संबंध में सूचनाएं जमा होती रही हैं ? क्या मैंने वह सब पता कर लेने की कोशिश की है, जो मैं पता कर सकता था ? अगर इन सब प्रश्नों का उत्तर हां में प्राप्त हो और अपनी धारणा बलवती

होती लगे, तो मैं उस पर अमल करने का निश्चय कर लेता हूं।

यहां दो सावधानियां आपको बरतनी हैं। एक तो यह कि लाटरी और जुए आदि के मामले में कभी किसी उचंग और उम्मीद के बीच अलग-अलग स्पष्ट पहचान रखें। इन्हें एक दूसरे में मिलाकर उलझन में न पड़ें, अक्सर आपकी उम्मीदें ही प्रबल उचंग का वेष धारण कर आपको छलने आती हैं। इसी के साथ भाग्यशाली लोग दिलेर भी होते हैं। अपवाद की बात अगर छोड़ दें, तो डरपोकों में से शायद ही कोई भाग्यशाली मिले। संभतः सौभाग्य के साथ साहस भी स्वतः ही आ जाता है, लेकिन साहस सहज ही सौभाग्य की राह खोल सकता है। इसमें कोई संदेह नहीं है।

__पॉल गेरी__ करोड़पति थे। उन्होंने तेल के धंधे में अपार धन कमाया। अपने कारोबार के प्रारंभ में ही उन्होंने लीक से हटकर काम करना शुरू कर दिया था। कालेज के दिनों में उनका विचार लेखक बनने का था। इरादा बदला और कूटनीतिक सेवा में जाने की सोची। कालेज से निकलने के बाद उन्हें ओक्लाहोमा में तेल की खोज का काम बड़ा आकर्षक लगा। उन्होंने मौका अच्छा जानकर इस काम में किस्मत आजमाने का फैसला कर लिया। प्रारंभ में दूसरे तेल उद्यमियों के यहां कार्य कर पैसा कमाया, नौजवान गेरी दिलेर था, पर नासमझ नहीं। उन्होंने कभी ऐसा सौदा नहीं किया, जो घाटा पड़ने पर उन्हें गंभीर संकट में डाल दे। उनके कुछ प्रारंभिक प्रयत्न विफल जरूर रहे, लेकिन 1916 में उन्हें तेल से भरपूर कुआं मिल गया और उनकी किस्मत बदल गई। उस समय गेरी सिर्फ 23 वर्ष के थे।

तो हुए न वह किस्मतवान ? मना तो आप नहीं कर सकेंगे, लेकिन सच तो है कि गेरी ने स्वयं अपने आपको इस सौभाग्य के योग्य बनाया। उन्होंने सोच समझकर हर कदम सही उठाया। भला उन्हें यह कैसे पता था कि तेल का जो कुआं वह ले रहे हैं, उसमें काफी तेल निकलेगा। सचमुच ही उन्हें यह पता नहीं था। जो कुछ जानकारी इस संबंध में मिल सकती थी। वह सब हासिल कर लेने के बावजूद निश्चयपूर्वक कुछ नहीं कहा जा सकता था स्वयं गेरी का कथन है, "साहस के काम में जोखिम तो रहता

ही है, लेकिन इस खतरे के साथ जीना सीखना पड़ता है। उसके लिए तैयार रहना पड़ता है। अगर आप हमेशा शुरू में ही निश्चित नतीजों पर पहुंचना चाहेंगे, तो कोई काम नहीं कर सकेंगे। इसमें गतिरोध आने लगेगा।'' इसी प्रकार भाग्यशाली लोग ऐसी किसी स्थिति को दूर रखना जानते हैं, जो बद को बदतर बनाने वाली हो, यह तरकीब है तो आसान, परंतु बहुत से लोगों ने खासतौर पर भाग्यहीनों ने इसे सीखने की कभी कोशिश नहीं की।

अपनी कोशिशों से धन कुबेर बनने वाले स्विटजरलैंड के एक बैंकर का इस बारे में कहना है कि–

आपकी किसी शेर के साथ रस्साकशी चल रही हो और आपकी पकड़ ढीली पड़ती जा रही हो, तो आप क्या करेंगे ? अपना रस्सा बचाने की कोशिश ? जी नहीं शेर रस्सा खींचता हुआ आपकी बांह तक आ पहुंचे इससे पहले ही उसे छोड़ देने में आपकी भलाई है, क्योंकि दूसरा रस्सा बाजार से आ सकता है, पर आपकी बांह नहीं। इसी प्रकार सतर्क भाग्यशाली लोग पूर्व में ही काम के धूमिल पक्ष की संभावनाओं को सदा ध्यान में रखते हैं। इस तरह से खतरों के प्रति स्वयं को आगाह किए रहते हैं और उन्हें न्यूनतम रखने में सफल होते हैं। इस संबंध में पॉल गेरी का कहना था कि मैं कोई सौदा करता हूं, तो मेरा ध्यान सबसे पहले इस बात की तरफ जाता है कि अगर मामला बिगड़ गया तो मेरे बचाव का रास्ता क्या होगा ?

अच्छी किस्मत वालों के निराशावाद को मरफी के इस नियम के प्रकाश में समझा जा सकता है–अगर कोई चीज बिगड़ सकती है, तो यह मानकर चलिए कि वह अवश्य बिगड़ेगी। इस गलतफहमी में हरगिज न रहिए कि सौभाग्य की कृपा आप पर सदा बनी रहेगी। हां, सावधानी का दामन कभी मत छोड़िए।

आपकी किस्मत में भी सभी कुछ लिखा है। आप भी अपनी किस्मत स्वयं ही निर्मित कर सकते हैं। बस, कर्म पथ पर बढ़ जाइएगा। भाग्य आपकी प्रतीक्षा में ही बैठा है। प्रायः यह माना जाता है कि भाग्यशाली मनुष्य वे हैं, जिन पर शौभाग्य की कृपा है। लेकिन भाग्यशाली मनुष्य कभी यह मानकर

नहीं चलते कि उन पर सौभाग्य की कृपा या दयादृष्टि होती है। वे तो यह मानते हैं कि शौभाग्य चंचल है, उसे कर्म द्वारा ही प्राप्त किया जा सकता है। आपको भी इस कर्म संघर्ष में तैयार रह कर अपनी किस्मत को बनाना है। बिना परिश्रम कुछ भी प्राप्त नहीं किया जा सकता। दृढ़ निश्चय और सही कर्म से आप सभी कुछ प्राप्त कर सकते हैं। अतः आपको ध्यान रखना चाहिए–

1. आपको किसी कार्य या महत्वपूर्ण पद पर काम करने का अवसर मिल रहा है, जिससे आप अपरिचित नहीं भी हैं, तो भी आप उसे स्वीकार करने का साहस कीजिएगा।
2. बंधी लीक छोड़कर नए रास्ते अपनाने में झिझकिए मत। कभी कोई सुअवसर हाथ आया लगे, तो हिम्मत के साथ उसे स्वीकार कीजिए।
3. महत्वपूर्ण कार्यों में अविवेक और हठ को कभी स्थान न दें।
4. अपने व्यक्तित्व के निखार पर विशेष ध्यान दें।
5. अपनी दोस्ती के दायरे का विस्तार कीजिएगा, क्या पता कब किसकी दोस्ती आपकी किस्मत संवार दे।
6. मन के अंदर उत्पन्न उचंगों का समुचित आदर कीजिए। उन्हें व्यर्थ ही न जाने दें। उनका सदुपयोग करें।
7. अपने अंदर दिलेरी का भाव उत्पन्न करें और उसे मजबूती प्रदान करें। दिलेर व्यक्ति को आसानी से कोई नहीं तोड़ सकता।
8. दिलेरी और दुस्साहस में अंतर अवश्य रखिएगा।
9. कार्य प्रारम्भ करने से पूर्व उनसे होने वाले नुकसानों के उपाय अवश्य सोचिए। जहां तक हो बचने का प्रयास कीजिए।
10. अचानक आने वाली किसी भी परेशानी या समस्या का सामना करने के लिए स्वयं को हमेशा तैयार रखिएगा।
11. आलस्य का रोग महाघातक है। इसे पास न फटकने दें। टाल-मटोल को भी जिंदगी से दूर भगा दीजिए।
12. अपनी किस्मत स्वयं बनाने वाले लोगों को अपना आदर्श बनाकर कार्य आरंभ कीजिए।

अध्याय 13

असफलता सफलता की जननी है

जिसने दुःख नहीं सहा, वह सुख की मिठास क्या जाने ? जो रोया नहीं, उसे ढंग से हंसना भी नहीं आएगा। जिसने हार-जीत नहीं देखी, उसे पुरुषार्थ का महत्त्व कैसे मालूम होगा ? जिसे संदेह करना नहीं आता, वह सही चिंतन भी नहीं कर सकेगा ?

जी हां, उपरोक्त सभी कथन सत्य हैं। यह जिंदगी की एक ऐसी हकीकत है, जिसे हम आप सभी अपनी नग्न आंखों से देखते रहते हैं और एक साधारण घटना मात्र समझकर विस्मृत कर देते हैं। बस यही कमजोरियां जीवन के लिए दुखदाई साबित हो जाती हैं। कमजोरियां ही असफलताओं का कारण बनती हैं। यदि आप अपने जीवन का विश्लेषण करें, तो आप देखेंगे कि आप जीवन को पूरी तरह जी ही नहीं पाते हैं। जिन चीजों को आप गलत या महत्त्वहीन समझकर छोड़ देते हैं, वही अच्छी चीजों को आपके पास नहीं आने देती हैं और यही आपके दुःख का मूल कारण है।

आप जो भी कार्य हाथ में लेते हैं, उसमें अपनी संपूर्ण शक्ति लगा देते हैं, फिर भी कभी-कभी असफल रह जाते हैं और आप इसी असफलता

को अपने सीने से लगाए बैठे रहते हैं। उसे भूलते नहीं हैं। बस यही आशक्ति आपके दुःखों का सबसे बड़ा कारण है। आप जानते हैं कि वह आपको चोट पहुंचा रही है, फिर भी आप उससे छुटकारा नहीं पा सकते। यह मानसिक दुर्बलता है और मन की दुर्बलता से मानव परिस्थितियों का गुलाम बनता है। दुर्बलता के कारण ही सब प्रकार के शारीरिक, मानसिक दुःख आते हैं। बल ही जीवन है और दुर्बलता ही मृत्यु है। आज लाखों-करोड़ों कीटाणु, आपके आस-पास मंड़राते रहते हैं, फिर भी आप अपने शरीर की रोग प्रतिरोध क्षमता द्वारा उनसे स्वयं को स्वस्थ बनाए रखने में सफल रहते हैं। इसी प्रकार आप अपनी मनःशक्ति द्वारा इन दुःख रूपी कीटाणुओं को नष्ट कर सफलताओं का वरण कर सकते हैं।

सफलताएं आपके लिए ही बनाई गई हैं, क्योंकि जब तक आप कार्यों को सफल करने के लिए प्रयत्न ही नहीं करेंगे, तो फिर सफलताएं कहां से मिलेंगी। हां, यह हो सकता है कि किसी कारण से पूरे परिश्रम के बाद भी आपको असफलता मिले। इन असफलताओं से आपको निराश नहीं होना चाहिए। असफलताएं मिलने पर भी प्रयत्न जारी रखने वाले एक-न-एक दिन सफलता प्राप्त कर ही लेते हैं।

मैं अंतरिक्ष के रहस्य जानूंगा। छोटे से बालक की जिद पर माता-पिता झुंझलाए, पड़ोसियों ने मजाक बनाया, पर बालक पर इन सब बातों का कोई प्रभाव न पड़ा। वह सारे दिन ग्रह-पिंडों और नक्षत्रों के संबंध में न जाने कितनी अजीब बातें किया करता। सभी सगे-संबंधी परेशान थे। उन दिनों टेलीस्कोप जैसे वैज्ञानिक साधन भी नहीं थे कि वे उस छोटे बच्चे की कोई मदद कर पाते। सारे दिन वह सूर्य की ओर टकटकी लगाए बैठा रहता। कभी उसके मुख से प्रार्थना के कातर स्वर फूट पड़ते। समय बीतता गया। उसकी प्रार्थना प्रगाढ़ होती गई। एक दिन सभी हतप्रभ रह गए, जब उसने सूर्य देव की कृपा से प्राप्त दिव्य दृष्टि द्वारा यथार्थ खगोल गणनाएं करनी प्रारंभ कर दीं। कहते हैं भगवान सूर्य प्रथम बार उसकी निष्ठा, निर्भयता की परीक्षा लेने वाराह के रूप में आए। सूर्य (मिहिर) और वाराह

*का प्रथम दर्शन पाने के कारण बालक का नाम **वराहमिहिर** हो गया। बिना किसी यंत्र-उपकरण की सहायता से की गई उनकी खगोल गणनाएं आज के बहुमूल्य उपकरणों से सुसज्जित प्रयोगशालाओं में काम करने वाले खगोल विज्ञानियों को चकित किए बिना नहीं रहतीं।*

यह स्पष्ट है कि असफलता ही सफलता की जननी है। आपके सोच का एक सबसे बड़ा दोष यह है कि आज किसी भी कार्य को करने पर लक्ष्य पर ही अधिक ध्यान दिया करते हैं। आपके लिए लक्ष्य इतना अधिक आकर्षक और मोहक होता है और वह आपके मन पर इतना अधिक प्रभाव डालता है कि आप उसकी प्राप्ति के साधनों की बारीकियों को नजरअंदाज कर देते हैं। लेकिन अगर कभी असफल होने पर आप उसके कारणों की छानबीन करें, तो निन्यानबे प्रतिशत अवसरों पर यही पाएंगे कि उसका मुख्य कारण आपका साधनों की ओर पर्याप्त ध्यान न देना ही है। आप को आवश्यकता है लक्ष्य प्राप्ति के साधनों की ओर पर्याप्त ध्यान देने की। उन्हें मजबूत बनाने की और उन्हें पूर्णरूप से उपयोग करने के लिए कार्य के प्रति समर्पित होने की। यदि आपके साधन बिलकुल ठीक हैं। लक्ष्य की ओर ले जाने वाले हैं। आपको कार्य की विधि की पूरी जानकारी है और आप पूरे परिश्रम व लगन से कार्य में लगे हुए हैं, तो साध्य की प्राप्ति होकर ही रहेगी। इसमें कोई संदेह नहीं है। किंतु आप यह सब शीघ्र ही भूल जाते हैं कि कारण ही कार्य का जन्मदाता है। कार्य आप ही आप पैदा नहीं हो सकता और जब तक कारण ठीक, योग्य और सक्षम न हो, तो कार्य उत्पत्ति नहीं होगी। एक बार आपने अपना लक्ष्य निश्चित कर लिया और उसकी प्राप्ति के सभी साधन पक्के कर लिए, तो फिर आप पूरी निश्चितता से कार्य में लग सकते हैं। इसीलिए असफलताओं से निबटने के लिए साधन की ओर ध्यान देते रहना ही सफलता का सुगम मार्ग है। **श्रीमद् भगवतगीता** में भी यही अंकित है—

काम चाहे कोई भी हो अपना पूरा मन उस तरफ लगा देना चाहिए। पर साथ ही ध्यान रहे कि हम उसमें आसक्त न हो जाएं अर्थात अपने कर्म (लक्ष्य) से किसी भी विषय द्वारा

हमारा ध्यान न हटे। फिर भी हममें यह शक्ति हो कि हम इच्छानुसार उस कर्म को छोड़ सकें–

जीवन में सफलताएं मिलती हैं और असफलताएं भी। यहां आनंद है, तो दुःख भी है। फिर भी यह जीवन निरंतर हरा-भरा बना रह सकता है। बशर्ते आप बंधन में पड़े बिना जीवन के यथार्थ में जाएं। व्यर्थ की कल्पनाओं में जाकर जीवन के बहुमूल्य क्षणों को नष्ट न करें। क्योंकि कल्पना शक्ति द्वारा आपत्तियों-विपत्तियों का चित्र मस्तिष्क में बनाने से उनका सही ज्ञान नहीं होता, जब तक कि आप उनका प्रत्यक्ष अनुभव न करें। दूर से बगीचे का बिहंगम दृश्य दिखाई दे सकता है, पर इससे क्या ? उसका सच्चा ज्ञान और आनंद तो तभी मिल पाएगा, जब आप उस बगीचे में जाएंगे। ध्यान रखें कि असफलताएं आपको असफलताओं से बचने के तरीके व सफलता पाने का पथ प्रशस्त करती हैं, वे व्यर्थ नहीं हैं–

***प्रख्यात इंजीनियर प्रो. एम. विश्वेसरैय्या** एक गांव से होकर निकले। गांव में स्थित पाठशाला के छात्रों और अध्यापकों ने जब यह बात सुनी, तो वह उनके मुंह से कुछ सुनने को अधीर हो उठे। विश्वेसरैय्या ने उनकी अनुनय-विनय पर कुछ देर के लिए थोड़ा-सा प्रवचन दिया और आकर बैठ गए। अभी एक हफ्ता भी न गुजर पाया था कि श्री विश्वेसरैय्या का एक मित्र पाठशाला पहुंच गया। उसके अनुसार वह उसी सप्ताह नया प्रवचन देने आ रहे थे। सभी को आश्चर्य था कि उस दिन तो इतने आग्रह पर भी बहुत थोड़ा-सा वक्त दिया था और अब इतनी दूर से चलकर क्यों आ रहे हैं ? वे नियत दिन समय पर पहुंच गए। लंबा भाषण दिया। सभी को दोबारा आने का कारण बताया कि उस दिन बिना तैयारी का भाषण था। बिना तैयारी किए कोई भी काम ठीक से नहीं बन पड़ता। उस दिन मेरा भाषण भी ऐसा ही अव्यवस्थित था। अब मैं एक सप्ताह की तैयारी के बाद सही भाषण क्रम बना सका हूं। जीवन भर मेरा हर काम में यही क्रम रहा है। उसे मैं बिगाड़ना नहीं चाहता था, सो भूल सुधार के लिए दोबारा आया हूं।*

विश्वेसरैय्या का विश्व की प्रख्यात हस्तियों में अपना प्रमुख स्थान रहा हैं। किंतु उपरोक्त उदाहरण से स्पष्ट है कि इतने विद्वान होने के बावजूद भी उन्होंने कभी बिना तैयारी किए कोई कार्य नहीं किया। चाहे आपको प्रत्येक कार्य में असफलता ही मिले, कितना भी नुकसान और दुःख उठाना पड़े, फिर भी आप धैर्यपूर्वक, विवेकपूर्वक कार्य में जुटे रहिए। इन असफलताओं के अंधकार में ही आपको सफलताओं की ज्योति दिखाई देगी। प्रकृति चाहती है कि आप प्रतिक्रिया करें। घूंसे के लिए घूंसा, चोट के लिए भरसक चोट लगाएं। आओ, अपना अभिमान छोड़ दो और यह समझ लो कि आप पर आई हुई कोई भी आपत्ति ऐसी नहीं है, जिसके आप पात्र न थे। फिजूल में चोट कभी नहीं लगती। ऐसी कोई बुराई नहीं, जो आपके बिना बुलाए आई हो। आत्म निरीक्षण करेंगे, तो पाएंगे कि हर चोट का कारण आपकी ही खायिमां हैं। इन्हें सुधारिए। मन में आत्म-विश्वास लाइए कि अब देखूंगा मुझे चोट कैसे लगती है।

जहां तक मेरा वश चलेगा, इस कार्य को पूर्ण करके ही हटूंगा। फिर देखिए लक्ष्यबद्धता आपको असफलताओं से मुक्ति अवश्य दिलाएगी। घबराइए नहीं, असफलताएं आपके प्रयोजन हेतु ही बनी हैं। इनसे सबक लेकर सफलता को वरण कीजिए। ध्यान रखिए—

1. किसी कार्य के खराब होने, बिगड़ने अथवा न होने की दशा में निराशा को हावी न होने दें।
2. असफलताओं के कारणों को पूर्णतः समझने का प्रयत्न करें।
3. किसी भी कार्य के बिगड़ने पर बिना किसी चिंता के दोबारा प्रयास जारी रखें।
4. अपने प्रयासों को तब तक जारी रखें जब तक सफलता प्राप्त न हो जाए।
5. असफलताओं का सामना करने वाले लोगों के अनुभवों को अपने लक्ष्य हेतु प्रयोग करें।
6. गहन विचार-विमर्श व जानकारी, असफलताओं को दूर करती है।
7. असफलताएं आने पर घबराइए मत, शांत मस्तिष्क से उन्हें दूर करने का विचार करें।

8. अपनी त्रुटियों से सबक लेकर उनमें सुधार करें।
9. शीघ्रता में किसी भी कार्य पर अमल न करें। न ही जल्दबाजी में कोई निर्णय लें।
10. अन्य सफल संपन्न हुए कार्यों के कारणों की जानकारी करें।
11. एक-एक कदम चलकर धैर्य के साथ कार्य संपन्न करें और कार्य करने में उतावली न दिखाएं।
12. हर स्थिति में आत्म-विश्वास बनाए रखें। आत्मबल, विवेक, धैर्य, परिश्रम और सच्ची लगन रखने वालों के लिए कुछ भी असंभव नहीं है।

अध्याय 14

आत्मविश्वास कैसे पैदा हो

पतन के गर्त में गिर पड़ना, ढलान की ओर पानी के बहाव की तरह सरल है। पतन से उबरना या गिर के उठना कठिन है। इतना कठिन कि आत्मविश्वास के बिना किसी अन्य प्रकार से संभव नहीं हो सकता।

जीवन रूपी समर को जीतने और महान् कार्य करने के लिए अपने आत्मविश्वास को प्रज्वलित रखना बहुत आवश्यक है। क्योंकि किसी भी महान् ध्येय की पूर्ति तभी होती है, जब मनुष्य के सारे गुण और सारी शक्तियां नियंत्रित और नियोजित होकर कार्य में संलग्न होती हैं। शक्तियों का नियोजन तथा केंद्रीकरण का कार्य आत्मविश्वास द्वारा ही संभव है। आत्मविश्वास के उठते ही सारी शक्तियां स्वतः उठ खड़ी होती हैं और स्वयं ही एक जुट होकर कार्य संपादन में तत्पर हो जाती हैं। ऐसे प्रबुद्ध पुरुषार्थी के लिए कौन-सा ध्येय, कौन-सा उद्देश्य और कौन-सा लक्ष्य दुसाध्य हो सकता है ? वह तो असंभव को संभव और असाध्य को भी साध्य बना देता है।

आत्मविश्वास का वास्तविक अर्थ है स्वयं पर विश्वास, अपनी आत्म सत्ता में विश्वास। अपने को मास का पिंड रूपी शरीर न मानकर आत्मा

मानना और उसी के प्रकाश से प्रेरित होना। यही तो आत्मविश्वास है, जो अपनी अजेय सत्ता में विश्वास करता है। अपने जीवन की सार्थकता, महत्ता और उपयोगिता को स्वीकार करता है, उसे अनुभव करता है, वही आत्मविश्वासी होता है। इसी तथ्य को व्यक्त करते हुए कालाईन ने लिखा है—"आत्मविश्वास वह शक्ति है, जो शहस्रों विपत्तियों का सामना कर उनमें विजय प्राप्त करा सकता है।" अपने ऊपर विश्वास करो। इमर्सन ने कहा है कि प्रत्येक हृदय उसी एक लौह रज्जु के प्रति स्वयं स्पंदित होता है।

सदियों से लोग बाह्य उपकरणों पर भरोसा करते आ रहे हैं और आज भी करते हैं। उन्होंने अपनी नैसर्गिक क्षमता, सरलता और गरिमा के सहारे कभी खड़े होने का प्रयत्न ही नहीं किया। जिन थोड़े से लोगों ने साहस के साथ इन उपकरणों के सहारे खड़े होने का आदर्श प्रस्तुत किया, वही व्यक्ति मानव इतिहास में जननायकों के रूप में प्रतिष्ठित हुए। यहां वही व्यक्ति नायक है, जो अपनी प्रतिभा को स्वयं मुखरित करता है तथा धैर्य के साथ सब कुछ सह सकता है। जिस व्यक्ति में ऐसी प्रबल भावना है, वही अपने बल पर सुस्थिर रह सकता है। आत्मविश्वास ही मनुष्य को तुच्छता से महानता की ओर अग्रसर करता है। संसार-भर का नेतृत्व शासन पक्ष प्रदर्शन वे ही करते हैं, जिन्हें अपने आप पर महान् विश्वास होता है। वे अपने ऊपर विश्वास रखकर ही संसार को प्रभावित करते हैं।

फ्रांस बड़ा देश था, हालैण्ड छोटा। एक बार फ्रांस ने हालैण्ड पर हमला कर दिया, परन्तु बहुत प्रयत्न करने पर भी वह हालैण्ड पर विजय प्राप्त न कर सका। फ्रांस के शासक ने सेनापति को बुलाकर पूछा कि क्या कारण है कि हम लोग इतने साधन संपन्न होते हुए भी एक छोटे से देश को नहीं जीत सके। सेनापति ने नम्रतापूर्वक कहा कि लड़ाइयां मात्र साधनों के बल पर ही नहीं जीती जातीं, उस देश के नागरिकों का आत्मविश्वास और सहयोग भी इसमें अपेक्षित होता है। इस दृष्टि से हालैण्ड के नागरिक हमसे आगे हैं और वे सहज रूप से पराजय कभी स्वीकार नहीं करते।

फ्रांस के सेनापति का यह कथन सत्य ही है, क्योंकि जब आपका स्वयं पर भी विश्वास नहीं होगा, तो फिर सफलता कैसी ? सफलता तभी है, जब आपका स्वयं पर विश्वास है।

__डॉक्टर राममनोहर लोहिया__ जिस प्रकार देश भक्ति से परिपूर्ण थे, उसी प्रकार आत्म विश्वास भी उनमें कूट-कूट कर भरा था। जब वे जहाज से मद्रास बंदरगाह पर उतरे, तो उनके पास कलकत्ता पहुंचने के लिए टिकट तक के पैसे नहीं थे। किराए का प्रबंध भी उन्होंने अजीबो-गरीब तरीके से किया। बंदरगाह से चलकर वे प्रख्यात अखबार 'हिंदू' के कार्यालय में पहुंचे और संपादक से मिले। संपादक से उन्होंने कहा मुझे आपके अखबार के लिए दो लेख देने हैं। दीजिए, कहां हैं लेख ? संपादक ने पूछा। कागज कलम दें, मैं अभी लिखकर देता हूं, तो लोहिया के मुंह से यह सुनकर संपादक उनकी ओर ताकने लगा। तब लोहिया ने वास्तविक कारण बता दिया, तो संपादक ने सभी आवश्यक सामान उन्हें उपलब्ध करा दिया। कुछ ही घंटों में लोहिया ने दो लेख इतने जानदार लिखे कि संपादक भी उनकी प्रतिभा का लोहा मान गया। लेख के बदले उचित पारिश्रमिक भी दिया। उसी पैसे के द्वारा वह कलकत्ता पहुंचे।

यह लोहिया का अपने ऊपर आत्मविश्वास ही था कि उन्होंने तुरंत ही लेख लिखकर दे दिए और अपने विचार को वास्तविकता प्रदान कर दी। शायद आपने अपने अंदर यह पता लगाने का प्रयत्न कभी नहीं किया कि वहां कोई विचारक, कलाकार, नेता, समाज सेवक अथवा कोई महान् व्यक्ति तो नहीं छिपा बैठा ? हां, आपने अवश्य ही इस बात में शिथिलता बरती है, अन्यथा आप आज इस साधारण स्थिति में न पड़े होते। आपको अपने अंदर की प्रसुप्त समर्थ क्षमता को जाग्रत कर स्वयं को आत्मविश्वास संपन्न बना लेना चाहिए। विश्वास रखना चाहिए कि संसार के प्रत्येक मनुष्य के भीतर कोई न कोई महान पुरुष सोया पड़ा है। वही महान पुरुष आपके अंदर भी है। यदि ऐसा न होता, तो एक साधारण ही नहीं दीनहीन, अनपढ़ पुत्र अब्राहिम लिंकन संसार का महान व्यक्ति न हो पाता। एक साधारण जिल्दसाज की नौकरी करने वाला फैराडे संसार का आश्चर्यजनक वैज्ञानिक न होता। महात्मा गांधी विश्व वंदनीय बापू न बन पाते। एक कारखाने में छोटी-सी नौकरी करने वाला लड़का फोर्ड संसार का महानतम उद्योगपति

एवं धनकुबेर न हो पाता। अतः आप अपना आत्म निरीक्षण कीजिए तथा अपने आशापूर्ण दृष्टिकोण से अपने अंदर बैठे महापुरुष पर विश्वास कर आगे बढ़ते जाइए। सामने के मार्ग अपने आप खुलते चले जाएंगे और आप अभीष्ट लक्ष्य तक आसानी से पहुंच जाएंगे।

आत्मविश्वास प्राप्त करने हेतु आपको अपने अंदर चार विशेषताएं विकसित करनी होंगी—

1. आपको अपनी शक्ति पर पूर्ण विश्वास होना चाहिए, क्योंकि कोई भी मनुष्य ऐसे व्यक्ति पर विश्वास नहीं करता, जिसे स्वयं अपनी क्षमता पर पूरा-पूरा विश्वास न हो और जो पग-पग पर अपने और दूसरों के ऊपर संदेह करता है।

2. निर्णय करने की क्षमता ही मनुष्य को शक्तिशाली बनाती है। असमंजस में पड़ा रहने वाला व्यक्ति दुर्बल होता है। आप में उचित निर्णय लेने की क्षमता होनी चाहिए। चाहे जिस वस्तु पर अविश्वास कीजिए, परंतु अपनी आत्म-शक्ति, अपनी क्षमता पर नहीं। दृढ़ता उन्हीं मस्तिष्कों में उत्पन्न होती है, जिनमें शीघ्रता पूर्वक निर्णय करने की क्षमता होती है।

3. दृढ़ता अपनी आत्मा का संकल्प है। यदि ऐसा होगा तो परिस्थितियां चाहे जैसी भी हों, आप अपने सिद्धांत पर स्थिर रह सकते हैं। यह सत्य है कि सुनिश्चित सिद्धांतों के प्रति अविचिलित मान्यता रखना ही संकल्पों की आत्मा होती है।

4. आत्मनिर्भरता शक्तिशाली और संयमी लोगों का जन्म-सिद्ध अधिकार है। आत्मनिर्भर व्यक्ति बहुत आत्मसम्मानी होता है और वह अपनी शक्ति, अपनी क्षमता से ही सफलता प्राप्त करता है। सभी लोग विजेता को प्रेम करते हैं और उसका साथ प्राप्त करने की कोशिश करते हैं। सभी लोग किसी न किसी प्रकार आत्मोपलब्धि करने के आकांक्षी होते हैं। आत्मविश्वासी मनुष्य इतना समर्थ और आत्मसम्मानी होता है कि दूसरों पर निर्भर रहना उसके लिए संभव ही नहीं हो पाता। आप भी आत्म-निर्भर बनकर अपने आत्मविश्वास को सबलता प्रदान कर सकते हैं। नीचे लिखे बिंदुओं पर अमल कर अपने अंदर आत्मविश्वास पैदा करें, उसे बढ़ाएं—

1. व्यर्थ अथवा खाली न बैठकर कुछ न कुछ सार्थक कार्य करते रहें।

2. किसी से कोई वस्तु अथवा चीज मांगने के स्थान पर स्वयं ही उसे अर्जित करने का प्रयत्न करें।
3. मैं सब कुछ कर सकता हूं, जैसे विचारों को निरंतर सोच में सम्मिलित रखें।
4. कोई कार्य गलत होने अथवा असफलता प्राप्त होने पर अपने आत्मविश्वास को न गिरने दें।
5. सभी कार्यों को कर सकने की शक्ति अपने अंदर अनुभव करें।
6. अपनी प्रसुप्त क्षमताओं का आंकलन अवश्य करें।
7. छोटे-छोटे कार्यों को स्वयं ही संपन्न कर अपने आत्मविश्वास में वृद्धि करने का प्रयास करें।
8. अपनी निर्णय क्षमता पर कभी अविश्वास न करें।
9. निर्णयों के पालन में दृढ़ रूप अपनाएं।
10. अपनी गरिमा के प्रतिकूल कोई भी कार्य न करें।
11. स्वयं को आत्मनिर्भर बनाने का प्रयास करें।
12. कभी भी स्वयं को निरर्थक अथवा असहाय अनुभव न करें।
13. अपनी सामर्थ्य का पुनरावलोकन कर ही कार्य आरंभ करें।
14. कभी भी स्वयं को हीन भावनाओं अथवा विचारों से ग्रसित न करें।
15. स्वयं को अनुपयोगी न मानें, स्वयं की सार्थकता सिद्ध करें।
16. मन की दुर्बलताओं को नष्ट कर आप अपने जीवन में आत्मविश्वास उत्पन्न करते जाएं।

अध्याय 15

जो इच्छा करो, उसे प्राप्त भी करो

मन की कोठरी में कैद इच्छा को केवल वहीं तक सीमित न रखो। इच्छा करने या सोचने-विचारने मात्र से यह पूर्ण नहीं होगी। परिश्रम भरी उद्यमशीलता ही इच्छा को वास्तविकता में बदल सकती है। अतः सदैव पूरे आत्मविश्वास के साथ उद्यम करें।

मानव मस्तिष्क में निर्मित कल्पना चित्र ही मनुष्य की इच्छा को जन्म देते हैं। मानव जीवन बहुरंगी है। सहज ही हर आकर्षण की ओर खिंच जाता है। इस कारण मन में विभिन्न इच्छाएं जन्म लेती रहती हैं, परंतु अधिकांश इच्छाएं पूर्णता को प्राप्त नहीं होतीं, तो इसका भी मुख्य कारण यही है कि आप अपने कल्पना लोक में मुग्ध होकर विचरण तो करते हैं, इच्छाओं के चित्र बनाते हैं, परंतु उन इच्छाओं को मूर्तरूप देने के लिए प्रयास नहीं करते। केवल कल्पनाओं की उड़ान भरते हैं।

याद रखिए केवल कल्पना की उड़ानें भरने की इच्छा करने या सोचने-विचारने मात्र से ही इच्छा पूर्ण नहीं हो जाती है। जब तक कि परिश्रम द्वारा इच्छा पूर्ति का माध्यम न अपनाया जाए। इच्छाएं करना मानव का

स्वाभाविक गुण है, क्योंकि मनुष्य अगर इच्छाएं नहीं करेगा, तो उसकी प्रगति अवरुद्ध हो जाएगी। अतः इच्छाएं तो करो, लेकिन इसके साथ ही उन्हें पूर्ण करने के यत्न भी आरंभ कर दो। उचित समय पर किए गए प्रयास ही सफलता प्राप्ति के मार्ग सिद्ध होंगे। आप सभी कुछ करने में सक्षम हैं। जब आप पूर्णतः सक्षम हैं, तो फिर जीवन की अनंत इच्छाओं में से हर एक छोटी सी इच्छा भी अवश्य ही पूर्ण होगी। हां, उसकी प्राप्ति हेतु आवश्यक प्रयत्न आपको करने हैं।

गांव का एक बहुत गरीब लड़का हमेशा से ही भारतीय प्रशासनिक सेवा में जाने की इच्छा व्यक्त करता। गांव के लोग उसके घर की दशा देखकर खिल्ली उड़ाते और कह देते कि यह तो सनक गया है। बात आई गई हो जाती। कोई भी उसे गंभीरता से न लेता। समय गुजरता गया। लड़के ने एम.ए. बी.एड. करने के पश्चात दिल्ली में अध्यापक के पद पर नौकरी प्राप्त कर ली, परंतु अंतर्मन में बैठी इच्छा अब और ज्यादा बलवती हो उठी, लक्ष्य प्राप्त करने के प्रयत्न पहले से ही आरंभ हो गए थे और अब उन्हें पूर्ण करने का अवसर आ गया था। लड़के ने परिश्रम के साथ अध्ययन किया और आई.पी.एस. की परीक्षा दे डाली। परीक्षा परिणाम देखा, तो खुशी का ठिकाना न रहा। भारतीय प्रशासनिक सेवा में सफल उम्मीदवारों की सूची में उसका तृतीय स्थान था।

तात्पर्य यह है कि इच्छा तो करो, किंतु साथ ही उसकी प्राप्ति के प्रयत्न भी पूरे परिश्रम और आत्मविश्वास से करो। धैर्य धारण कर उद्यम शीलता द्वारा उस लक्ष्य को अर्जित करने का प्रयास करो। आपकी परिश्रम शीलता रंग लाएगी। इच्छा की प्राप्ति होकर ही रहेगी।

जाम्बिया के चिलांगा नामक स्थान पर स्थित भोजाम्बेन्गोम नदी के किनारे गुंडावांगा नामक ***विश्व प्रसिद्ध उद्यान लगाने वाले राल्फ सेंडर*** *का संपूर्ण जीवन इच्छा पूर्ति में श्रम का जीता जागता उदाहरण है। सेंडर 1951 में चिलांगा में रेंजर के पद पर नियुक्त थे। नदी के किनारे भूमि का एक टुकड़ा देखकर मन में इच्छा*

उत्पन्न हुई कि क्यों न इस जमीन पर कुछ ऐसा किया जाए, जो अच्छा लगे। बस, फिर क्या था। इच्छा की पूर्ति के प्रयास आरंभ हो गए। उच्च अधिकारियों से प्रार्थना करके अपने प्रयोजन हेतु चार एकड़ जमीन भी उन्होंने प्राप्त कर ली और सृजनशीलता के कार्य में जुट गए। नौकरी से जो समय बचता उसमें वह बंजर पथरीली तथा छोटी-छोटी झाड़ियों वाली भूमि को बगीचा लगाने योग्य बनाते। वहां के निवासियों को आश्चर्य होता कि यह विचित्र व्यक्ति इस बंजर भूमि पर बगीचा लगाने के लिए कितनी कड़ी मेहनत किए जा रहा है, किंतु लगातार किया जाने वाला कठोर परिश्रम फलीभूत हुआ और आज यह स्थान विश्व भर के वनस्पति शास्त्रियों तथा सैलानियों के भ्रमण के लिए एक प्रसिद्ध स्थल बन चुका है। इसमें 2538 प्रकार के पौधे हैं, जिनमें से 64 प्रतिशत पौधे विदेशी हैं। विश्व-भर के उद्यान विशेषज्ञ इच्छा पूर्ति हेतु श्रम के इस चमत्कार को दुनिया का आठवां आश्चर्य मानते हैं।

जिस प्रकार सोते हुए सिंह के मुख में पशु अपने आप नहीं चले जाते, उसे भोजन पाने का प्रयास करना पड़ता है। उसी प्रकार सोचने या विचारने मात्र से नहीं, बल्कि प्रयास करने पर ही इच्छा की पूर्ति होती है। किसी भी उपलब्धि का आधार श्रम ही है। इसकी महत्ता बताते हुए नीतिकार ने कहा है कि उद्यम करने से ही इच्छाओं की सिद्धि प्राप्त होती है। अतः यह बात यहां स्पष्ट है कि जब तक आप इच्छापूर्ति हेतु परिश्रम द्वारा साधन नहीं जुटाएंगे या प्रयास नहीं करेंगे, तो इच्छा मात्र कल्पना बनकर ही रह जाएगी।

आपको अपनी इच्छाओं को कल्पना मात्र नहीं बनाना है, वरन कल्पनाओं को कार्य रूप में परिणति को साकार करना है। यही आपके जीवन का उद्देश्य भी होना चाहिए। क्योंकि मनुष्य का जन्म ही इच्छाओं की पूर्ति करने के लिए हुआ है और इच्छा पूर्ति से ही आपका जीवन सुखमय रहेगा।

कल्पनाओं को इच्छा बनाकर परिश्रम से पूर्ण करना ही मानव जीवन

का लक्ष्य है, क्योंकि सृष्टि में प्रगति न होती, तो आज विज्ञान जैसा भी कुछ न होता। शहरीकरण, औद्योगीकरण जैसा कुछ न होता। मानव जीवन एक स्थान पर ही ठहर सा गया होता। यदि मन में लगन है, इच्छा के प्रति निष्ठा है, तो संसार की कोई भी इच्छा ऐसी न रहेगी, जो पूरी न हो। मात्र आवश्यकता है, तो सिर्फ आपके समर्पण भाव की। समर्पण ही वह मंत्र है, जो आपकी इच्छाओं की पूर्ति कराता है। भावहीन मनुष्य कुछ नहीं कर सकता, लिहाजा मन में भाव उत्पन्न करो। समय के साथ मिलकर चलो पर अपने प्रयासों में गतिरोध मत आने दो। समय को पहचानकर ही इच्छा की पूर्ति कर डालो। रुको मत, यहां परिश्रम ही आपकी सफलता का आधार बनेगा। सदैव सही दिशा में बढ़ो, आगे बढ़ते ही रहो। पीछे मुड़कर मत देखो। आज सृष्टि में जो उपलब्ध है, वह सब आपको प्राप्त हो जाएगा, पर धैर्य रखो। प्रतीक्षा करो उचित वक्त की। सही समय पर आपका सोचा हकीकत में बदल जाएगा। आप हैरान रह जाएंगे—

***डेविडसन रॉकफेलर** की गणना विश्व के समृद्धतम व्यक्तियों में की जाती है, किंतु इस समृद्धि का अर्जन करने वाले डेविडसन एक फैलर को जीवन के प्रारंभिक दिनों में अपने तथा अपनी मां के पेट की भूख शांत करने के लिए एक मुर्गी खाने में काम करना पड़ा था। इस कार्य के अतिरिक्त वह कभी खेत में आलू खोदते, तो कभी मजदूरी करने पर विवश होना पड़ता। लगातार किए गए परिश्रम के बल पर उन्होंने थोड़े से पैसे जोड़ लिए थे। इच्छा हुई क्यों न नया कार्य किया जाए। इच्छा के उत्पन्न होते ही एक ने पूर्ति हेतु प्रयास आरंभ कर दिए। फिर क्या था, वे उन्नति की सीढ़ियां चढ़ते ही चले गए। बचपन में फटे हाल स्थिति में से प्रौढ़ अवस्था में समृद्धि तक पहुंचने की सफलता का रहस्य बताते हुए उन्होंने एक अवसर पर कहा कि मेरी उन्नति का राज मेरी इच्छा निष्ठा और श्रम के प्रति निष्ठा ही है।*

रॉकफेलर का यह कथन सत्य ही है। आपमें सब कुछ करने की योग्यता है। आवश्यकता है अपनी इस योग्यता का सदुपयोग करने की। अपनी क्षमता पर पूर्ण भरोसा रखिए। अविश्वास की काली छाया निराशा को ही निमंत्रण

देती है। लिहाजा अपनी क्षमता पर कभी शक मत कीजिए। पूर्ण आंकलन के साथ क्षमता का उपयोग कर डालिए। कार्य की सिद्धि सामने खड़ी होगी।

ध्यान रखिए, सभी इच्छाओं की पूर्ति एक साथ नहीं हो सकती। बेतुकी, बेकार तथा असंभव सी इच्छाओं की पूर्ति तुरंत हो ही नहीं सकती। एक लूला, लंगड़ा अथवा अंधा व्यक्ति यदि कार चलाने की इच्छा करने लगे, तो यह तुरन्त उसके लिए असंभव बात ही है। बाद में कुछ उपकरणों के सहारे कार चलाने लगे तो यह अलग ही बात है। इसी प्रकार कोई बिना पढ़ा-लिखा व्यक्ति इच्छा करने लगे कि मैं जिलाधिकारी बन जाऊं, तो वह एक दम से जिलाधिकारी थोड़े ही बन जाएगा। यहां कहने का तात्पर्य यही है कि आप अकल्पित इच्छाएं न कीजिए। वही इच्छाएं कीजिएगा, जिन्हें आप अपनी सामर्थ्य के अनुसार प्राप्त कर सकें। आपके लिए कुछ भी अप्राप्य नहीं है। सभी आपकी सामर्थ्य के अंदर है। जागिए, अपनी शक्ति को पहचानिए, फिर देखिए आपके लिए आपकी इच्छाएं अपनी संपूर्णता में आपके समक्ष उपस्थित हैं। इच्छा को उपलब्धि में बदलने के लिए ध्यान रखिए कि–

1. व्यर्थ, बेकार, बेतुकी, अटपटी सी लगने वाली इच्छाओं को अपने मस्तिष्क से निकाल बाहर करें।
2. सर्व प्रथम जो जीवन की आवश्यक इच्छा हो, उसी की पूर्ति में स्वयं को संलग्न करें।
3. दूसरा कोई अगर यह कहे कि तुम इसे पूर्ण नहीं कर पाओगे, तो ऐसे लोगों की बातों पर कोई ध्यान करने की भूल न करें। ऐसी भूलें आपको मार्ग से भटका सकती हैं।
4. निराशावादी बातें व निराशावादी लोगों से दूर ही रहिए।
5. जिस इच्छा की पूर्ति करनी हो। पहले उस पर पूर्ण मंथन कर लें। इसके पश्चात ही उसकी प्राप्ति के मार्ग पर बढ़ें।
6. इच्छा पूर्ति के लिए उठने वाले प्रथम कदम के रूप में आपको एक निष्ठ होकर अपनी इच्छा के प्रति समर्पण करना है।
7. इच्छा पूर्ति में साहस-परिश्रम एवं धैर्य ही वह मुख्य उपादान है, जो इच्छा को पूर्ण करते हैं।
8. जब आप इच्छा कर रहे हैं, तो उसकी पूर्ति के प्रयास भी कीजिए।

9. आलस्य व आशंकाओं को इच्छापूर्ति के मार्ग का बाधक न बनाएं।
10. मन का पक्का निश्चय और समर्पण इच्छा को साकार करेगा।
11. दृढ़तापूर्वक जुट जाइए, सिद्धि आपके सामने खड़ी है।
12. अपनी क्षमता पर पूर्ण विश्वास रखें।
13. समय-समय पर क्षमता का आंकलन अवश्य करते रहें।
14. उत्साही व निर्भीक लोगों की दोस्ती आपकी इच्छा की पूर्तियों में मुख्य योगदान देगी।
15. स्वस्थ व सुखद इच्छाएं करो, पर तुरंत ही उसकी प्राप्ति के विकल्पों पर भी विचार करो और कार्य आरंभ करो।

अध्याय 16

सफलता का वरण कैसे करें

मनुष्य की इच्छा, आकांक्षा कुछ प्राप्त करने की होती है। अपना विकास करने, अपनी योग्यताएं बढ़ाने, उपलब्धियां अर्जित करके विभूतियां बढ़ाने की इन्हीं इच्छा और आकांक्षाओं से उसका जीवन प्रेरित और संचालित रहता है। विवेक और परिश्रम से इच्छा पूर्ति में जुट जाने पर सफलता मिलती चली जाती है और व्यक्ति लगातार उन्नति करता चला जाता है।

सामान्य रूप से सफलता को मानव जीवन में एक सर्वश्रेष्ठ उपलब्धि माना जाता है और यही उसकी महत्ता भी है। संसार में प्रत्येक व्यक्ति सफल होना चाहता है, किंतु सफलता की सर्वमान्य परिभाषा अब तक नियत नहीं की जा सकी है। यही कारण है कि भिन्न-भिन्न व्यक्तियों के लिए सफलता का भिन्न-भिन्न अर्थ है। कोई व्यक्ति यश और सम्मान को सफतला मानता है, कोई धन और पद को। किसी की दृष्टि में विद्या और बुद्धि सफल मनुष्य के मूल्यांकन की कसौटी है, तो किसी अन्य के लिए पद और प्रतिष्ठा ही सब कुछ है।

यथार्थ में सफलता धन, संपत्ति, यश, प्रतिष्ठा आदि अनेक अर्थ रखती है। परंतु इन सबका समुच्चय रूप ही सफलता है। अंतर इतना सा है कि कोई किसी अंग को प्रधानता देता है, तो कोई किसी अंग को, मगर मंजिल सबकी एक ही होती है।

सफलता का श्रेय किसे प्राप्त हो, इस प्रश्न पर एक बार विवाद उठ खड़ा हुआ। संकल्प ने अपने को, बल ने अपने को और बुद्धि ने स्वयं को महत्वपूर्ण माना। तीनों ही अपनी-अपनी बात पर अड़े थे। अंत में तय हुआ कि विवेक को पंच बनाकर फैसला कराया जाए। तीनों को अपने साथ लेकर विवेक चल पड़ा। उसने एक हाथ में लोहे की टेढ़ी कील और दूसरे साथ में हथौड़ा ले लिया। चलते-चलते वे एक ऐसे स्थान पर पहुंचे, जहां एक सुंदर सा बालक खेल रहा था। विवेक ने कहा कि बेटा इस टेढ़ी कील को अगर तुम हथौड़े से ठोकर मारकर सीधी कर दो, तो मैं तुम्हें इनाम दूंगा। बालक की खुशी का ठिकाना न रहा। वह बड़े उत्साह और आशा के साथ प्रयत्न करने लगा, पर कील को सीधी कर पाना तो दूर रहा, वह हथौड़े को उठा तक न पाया, क्योंकि भारी औजार उठाने लायक उसके हाथों में बल नहीं था। खिन्न होकर बालक ने हथौड़ा रख दिया। निष्कर्ष निकालते हुए विवेक ने कहा कि सफलता प्राप्त करने को अकेला संकल्प अपर्याप्त है। अब फिर चारों आगे बढ़े, तो थोड़ी दूर जाने पर एक श्रमिक दिखलाई पड़ा। वह खर्राटे लेता हुआ सो रहा था। विवेक ने झकझोर कर उसे जगाया और कहा कि इस कील को हथौड़े मारकर सीधी कर दो, तो तुम्हें मैं पूरा पारिश्रमिक दूंगा। उनींदी आंखों से श्रमिक ने कुछ प्रयास भी किया, पर वह नींद की ख़ुमारी ही में बना रहा। उसने हथौड़ा एक तरफ रख दिया और बोला, "जाइए, मुझे नहीं चाहिए आपका पारिश्रमिक।" और वह फिर वहीं लेटकर खर्राटे भरने लगा।

विवेक ने कहा, अकेला बल भी काफी नहीं है। सामर्थ्य

होते हुए भी संकल्प न होने से श्रमिक जब कील को सीधा न कर सका, तो फिर चारों आगे बढ़े। सामने से एक कलाकार आता दिखलाई पड़ा। विवेक ने प्रार्थना की कि अगर आप इस कील को सीधी कर सकें, तो मैं आपको एक अशर्फी दूंगा। कलाकार प्रसन्नता से तैयार हो गया। उसने रेतीली जमीन पर कील को रखा और जोर से हथौड़े की चोट मारी। चोट लगने पर कील उछलने के साथ ही ऊपर उड़ा रेता पांचों की आंखों में भर गया। अब वे कील को सीधा करना तो भूल गए और बंद आंखों को खोलने की चिंता करने लगे। कलाकार हथौड़ा एक तरफ पटक कर अपनी राह चला गया। विवेक ने कहा, "अब आप लौट चलें, समाधान हो गया। संकल्प, बल और बुद्धि का सम्मिलित रूप ही सफलता प्राप्त कर सकता है। एकाकी रूप में आप तीनों ही अधूरे-अपूर्ण हैं।"

इन्हीं तीनों के सामंजस्य के कारण ही संसार में बहुत से लोगों ने सफलताओं को गले लगाया है। नेपोलियन को केवल बड़ा बनने की इच्छा थी, वह भी विद्वता के क्षेत्र में अथवा शक्ति के क्षेत्र में। अपने समय के विद्वानों की छवि देखकर पहले तो वह साहित्य के क्षेत्र में उतरा, पर उसे असफलता ही हाथ लगी। उसने तुरंत ही अपना मार्ग बदला और सैन्य अभ्यास आरंभ कर दिया और आगे चलकर विश्वप्रसिद्ध शासक बना। संसार में एक नहीं अनेक ऐसे व्यक्तियों के प्रमाण हैं, जिन्होंने साधन सुविधा से हीन परिस्थितियों में जन्म लेकर मात्र पुरुषार्थ के बल पर उन्नति के शिखर पर पहुंचकर दिखा दिया। सुई से लेकर रेल इंजन तक बनाने वाले छोटी से छोटी और बड़ी से बड़ी वस्तुओं के निर्माता उद्योग समूह टाटा के संस्थापक जमशेद जी टाटा को प्रायः सभी लोग जानते हैं। किंतु इस बात को जानने वाले कम ही लोग होंगे कि जमशेद जी का जन्म एक गरीब पुरोहित परिवार में हुआ था। गरीबी में पले बढ़े टाटा ने बड़े होकर अपने साथियों की एक टीम तैयार की और कपड़े का एक छोटा कारखाना खोला। कठोर मेहनत और संकल्प के बल पर उन्नति के शिखर पर चढ़कर सफलता प्राप्त की। अतः यह बात स्पष्ट है कि मेहनत और संकल्प के बल पर कोई भी सफलता

प्राप्त की जा सकती है।

अपने अंदर का भय—"मैं कुछ नहीं कर पाऊंगा, मैं बेकार हूं या मेरा जीवन तो बेकार ही गया।" जैसी सोच सफलता के मार्ग के प्रमुख अवरोध हैं। अपने इसी यकीन को शक में मत बदलो। अगर ऐसा हो गया, तो आप दूसरे के शक को यकीन में कैसे बदल पाएंगे। अब यह आवश्यक है कि चुनौती स्वीकार करना आपका कर्तव्य और जिम्मेदारी है। सफलता के लिए प्रतीक्षा नहीं की जाती, संकलन शक्ति को जगाया, उभारा व विकसित किया जाता है। जीवन के हर क्षेत्र में सफलता प्राप्त करने का एक ही राजमार्ग है प्रतिकूलताओं से टकराना, अंदर छिपी सामर्थ्य को उभारना। सच्चे सुख और सफलता का सबसे बड़ा रहस्य यह है कि मनुष्य ही मुख्य कर्ता है। अतः उसे पूरे प्राणप्रण से प्राप्ति मार्ग में आगे बढ़ना चाहिए, क्योंकि सफलता के कभी अवसर नहीं मिले। उसे तो यत्नपूर्वक प्राप्त करना पड़ता है। इस मंजिल को क्रमशः और धीरे-धीरे पार करना पड़ता है। कठिनाइयों से लड़ता-मरता, चोट और ठोकरें खाता मनुष्य सफल मनोरथ को प्राप्त होता है। सुनियोजित जीवन जीना इस मार्ग का प्रमुख योगदान है, क्योंकि जो काम के प्रति दीवाने होते हैं, वह अपने कार्य में शीघ्र सफलता प्राप्त करते हैं। आपको भी वही कार्य चुनना चाहिए, जो सचमुच आपको रुचिकर लगे, मन को पसंद आए। जब कार्य के प्रति आपकी रुचि होगी, तो आपको उसे करने में आनंद आएगा।

सफलता प्राप्त करने के लिए किसी भी महत्वपूर्ण या आने वाली कठिन परिस्थिति का मन-ही-मन पूर्वाभ्यास कर लीजिए। जिससे उससे सामना होने पर स्वयं को मजबूत बना सकें। कार्य के परिणामों पर ध्यान केंद्रित कर सकें। यही यह मंत्र है, जो आपको आपके कार्य का बेहतर परिणाम देगा। किसी भी जोखिम को उठाने के लिए आपको तैयार रहना होगा। बगैर जोखिम उठाये सफलता की कामना निरर्थक ही है। जोखिम ही आपके अंदर साहस और हिम्मत का संचार करेगा, तभी आपकी योजना भी सार्थकता की ओर बढ़ेगी। जोखिम के साथ ही आप अपनी सामर्थ्य को कम मत आंकिए। आपकी सीमाएं आपको नहीं पता हैं। यह तो आपका मिथ्या विश्वास है, क्योंकि अपने को सीमाओं में बांध देने वाली धारणाएं उच्च

स्तर के कार्यों के लिए सबसे बड़ी बाधा है। यहां यह बात प्रमुख है कि आपको अपनी सामर्थ्य पर वृथा ही शक नहीं करना है। स्वयं की कार्यक्षमता पर विश्वास जमाए रखना है। दूसरों से आपको अपनी प्रतियोगिता नहीं करनी है। वरन अपने प्रयत्नों द्वारा आगे निकलना है। अगर आप दूसरों से तुलना करने लग जाएंगे, तो निश्चय ही पिछड़ जाएंगे, लिहाजा तुलनाओं को छोड़कर जो, जो कठिन है, उन्हीं को चुनो। यही चुनौती सफलता है। सरल को तो कभी भी कर सकते हैं, परंतु कठिन से भय मत खाओ। प्रारंभ करो वही सरल सिद्ध हो जाएगा। सोना अग्नि में तपकर ही निखरता है। कठिनता आपकी प्रसुप्त शक्तियों, क्षमताओं को जाग्रत कर देगी। इसलिए यदि आपको स्थाई सफलता प्राप्त करनी है, तो विरोधी और कठिन परिस्थितियों से जूझकर उन्हें अपने उपयोग के अनुरूप बनाना होगा। इस अग्नि परीक्षा में तपकर आपका नैतिक बल और भी शक्तिशाली और सुंदर बनकर प्राप्त होगा। आप अग्नि में तपी इस्पात शालाका के समान हो जाएंगे, सफलता आपके क़दम चूमेगी। सफलता का वरण करने के लिए निम्नांकित सुझावों को जीवन में अपनाएं—

1. आप जो कार्य चाहते हैं, सर्व प्रथम उसमें अपनी रुचि जाग्रत कीजिए।
2. कार्य प्रारंभ करने से पूर्व उसके संबंध में पूर्ण विचार-विमर्श कर लीजिए। फिर सुनियोजित रूप से उसकी एक रूपरेखा तैयार कर लीजिए, तभी कार्य आरंभ करें।
3. कार्य को संपन्न करने में उसकी क्रम व्यवस्था महत्वपूर्ण भूमिका अदा करती है। अतः कार्य क्रमानुसार ही संपन्न करें।
4. कार्य के प्रति निष्ठा एवं निष्पक्षता इसे तीव्रता प्रदान करती है।
5. कार्य के समय आने वाली रुकावटों एवं समस्याओं पर पहले विचार कर पूर्वाभास कर लीजिए, एवं उन्हें दूर करने वाले उपाय भी विकल्प में रखिए।
6. आदर्शों की अपेक्षा कार्य के परिणामों पर गहरी निगाह रखिए।
7. कार्य के संपन्न होते समय आने वाले जोखिमों को सहने की मानसिक क्षमता विकसित कर लीजिए। जिससे कि मौके पर

तटस्थ रहें।

8. स्वयं की सामर्थ्य या क्षमता का कम आंकलन न करें। स्वयं पर विश्वास जमाएं।
9. मन में विचार बैठा दें कि मैं दूसरे से बेहतर कर सकता हूं।
10. जो भी कार्य करें, दूसरों से नहीं अपने आप से ही प्रतियोगिता करें एवं उसी के प्रति समर्पित रहें।
11. सफलता में शक्ति का बहुत महत्त्व है, चाहे वह श्रम शक्ति हो अथवा संकल्प शक्ति। इन्हें अर्जित करते रहें।
12. अपने आत्म विश्वास को सुदृढ़ कर लीजिए, सफलता आपके पीछे-पीछे होगी।

अध्याय 17

मुस्कराकर जीवन जिओ

वस्तुतः हास्य एक चतुर किसान है, जो मानव जीवन पथ के कांटों, झाड़-झंखाड़ों को उखाड़ कर अलग करता है और सद्‌गुणों के सुरभित वृक्ष लगाकर जीवन को सुगंध से भर देता है।

–कार्लाइल

जीवन प्रकृति की एक अनुपम भेंट है। यह सृष्टि की एक ऐसी कृति है, जो दुर्लभ ही है। प्रत्येक मानव को यह जीवन गुजारना पड़ता है। अब चाहे वह इसे रो कर गुजारे अथवा हंसकर। रहना यहीं पड़ता है। जब रहना इसी संसार में है, वह भी गिने-चुने दिन, तो फिर इन थोड़े से दिनों को रो-रो कर ही क्यों गुजारा जाए। हंसकर क्यों नहीं ?

जीवन के उतार-चढ़ावों में प्रसन्नता का अपना एक अलग ही विशिष्ट महत्त्व है। संसार में शायद ही कोई ऐसा मनुष्य होगा, जिसके जीवन में विभिन्न कठिनाइयां, समस्याएं, पीड़ाएं अथवा तरह-तरह के मोड़ न आए हों। इन सबका सामना करने, स्वयं को प्रसन्नचित्त बनाए रखने और मानसिक द्वंद्व से बचने का यह हंसना-मुस्कराना ही एक मात्र उपाय है। हंसने के कारण मनुष्य कठिन से कठिन समस्याओं का हल सुगमता से निकाल लेता

है। यदि हम जीवन के हर क्षण को उलझनों में ही उलझाए रहें, तो निःसंदेह विक्षिप्त हो सकते हैं।

> *इस बारे में **प्रसिद्ध चिकित्साशास्त्री डॉक्टर सैमसन** ने अपना मत इस प्रकार प्रस्तुत किया है—मेरे पास एक ऐसा मरीज आया, जिसके बचने की कोई उम्मीद नहीं थी। मैंने रोगी से बड़ी दिलचस्पी और मुस्कराहट के साथ उसके रोग की स्थिति के बारे में पूछा। मेरे हास्य-मुस्कराहट भरे व्यवहार से रोगी के चेहरे पर भी मुस्कराहट की रेखा उभर आई। मैंने उपस्थित लोगों से कहा कि चिंता की कोई बात नहीं है, रोगी ठीक हो जाएगा। क्योंकि इसमें अभी हंसने की क्षमता शेष है। कुछ समय की चिकित्सा के पश्चात रोगी पूर्ण स्वस्थ हो गया। इसमें दवा के साथ चिकित्सा के रूप में मनोरंजन, हंसी एवं मुस्कराहट से पूर्ण व्यवहार ने महत्वपूर्ण भूमिका निबाही थी।*

डॉक्टर सैमसन का यह मत सत्य ही है। क्योंकि मनोविज्ञान वेत्ताओं और शरीर विद्याविशार दोंने ने अपने प्रयोग और अनुभवों व खोजों द्वारा यह सिद्ध कर दिया है कि ईर्ष्या, द्वेष, चिंता, भय, कुंठा, क्रोध, उत्तेजना आदि मनोविकारों द्वारा शारीरिक गड़बड़ी से मनुष्य के शरीर में जो विकार विष पैदा हो जाता है, उसके शोधन के लिए हास्य एक अनुभूत प्रयोग है। खिलखिला कर हंसने पर मनुष्य के स्नायु व मानसिक संस्थानों का तनाव आश्चर्यजनक ढंग से गायब हो जाता है। हंसने से छाती और पेट की नशें, पेशियां विशेष प्रभावित होकर सक्रिय होती हैं। श्वास-प्रश्वास द्वारा आक्सीजन अधिक मात्रा में ग्रहण की जाती है और रक्त की शुद्धि तेजी से होती है। अंदर की स्फूर्ति कार्यों को पूर्ण कराकर सफलता प्रदान करती है। जो हंस मुस्करा नहीं सकते, सदैव गंभीर सोच-विचार में लगे रहते हैं। उन्हें मानसिक कुंठा घेर लेती है और वे कई शारीरिक व मानसिक रोगों से पीड़ित हो जाते हैं। वे जीवन संघर्ष और कठिनाइयों में डूबे रहते हैं। जो हमेशा गंभीर और उदास रहते हैं, वे संघर्षों से उभर ही नहीं पाते और असफलताओं में घिरे रहकर हानि उठाते रहते हैं।

निःसंदेह यह कहा जा सकता है कि हंसने वाला मनुष्य जीवन की

बड़ी-बड़ी कठिनाइयों और समस्याओं का सामना भली प्रकार कर सकता है और जीवन संघर्ष में हंसी के साथ विजय प्राप्त कर सकता है। महापुरुषों के निरंतर कार्य करने, संघर्ष पूर्ण जीवन जीने और सफलता पाते रहने का रहस्य उनके मुस्कराहट भरे जीवन दर्शन में छिपा है। जिन लोगों ने महात्मा गांधी, विवेकानंद, लोकमान्य बालगंगाधर तिलक, स्वामी दयानंद सरस्वती आदि महापुरुषों के सान्निध्य का लाभ प्राप्त किया है, वे जानते हैं कि महापुरुष कितने विनोदी और प्रिय स्वभाव के होते हैं। इसी में इनके संघर्षमय, कर्तव्य प्रधानता तथा कठोर जीवन की सफलता का रहस्य छिपा रहता।

> ***प्रसिद्ध जापानी विचारक योन नगीचों*** *ने लिखा है, जब जिंदगी की हरियाली सूख जाए, सूर्य का प्रकाश काली-काली छाया में ढक जाए, प्रगाढ़ मित्र और आत्मीय जन मुझे कंटकाकीर्ण जीवन पथ पर छोड़कर चले जाएं और सृष्टि की सारी नाराजगी मेरी तकदीर पर बरसने को तत्पर हो, तो ऐसे समय मेरे प्रभु मुझ पर इतना अनुग्रह अवश्य करना कि मेरे होंठों पर हंसी की उजली रेखा खिंच जाए।*

महात्मा गांधी ने कहा है कि हंसी मन की गांठें बड़ी सरलता से खोल देती हैं। मेरे मन की ही नहीं तुम्हारे मन की भी। इसी प्रकार कवि रवीन्द्र ने भी कहा है कि जब मैं अपने आप में हंसता हूं, तो मेरा बोझ हलका हो जाता है। जार्ज बनार्ड-सा ने लिखा है कि हंसी के कहकहों पर यौवन के प्रसून खिलते हैं। हंसना मानव जीवन का एक उज्ज्वल पक्ष है। वस्तुतः हंसी यौवन का आनन्द है। हंसी यौवन का सौंदर्य और शृंगार है, जो व्यक्ति इस सौंदर्य और शृंगार को धारण नहीं करता। उसका यौवन भी नहीं ठहरता। शारीरिक दृष्टि से भी हंसने का बड़ा महत्त्व है। खिलखिलाकर हंसना, हास्य व्यंग्य और विनोदपूर्ण मुस्कराहट, क्रोधित से क्रोधित मनुष्य को हंसा देती है और यह मनुष्य के स्वभाव को ठीक बनाने की अचूक दवा है। इसमें कोई संदेह नहीं कि हास्य और मुस्कराहट के संपर्क से कठिनाइयां, परेशानियां तो हल होती ही हैं, साथ ही शारीरिक और मानसिक स्वास्थ्य पर भी इसका चमत्कारी प्रभाव पड़ता है।

"आखिर आप इतना सब कुछ खुश रहने के लिए करते हैं, तो फिर

यह ढूंढ़ने की कोशिश कीजिए कि आपको कब, कहां, किन लोगों के साथ अथवा कैसे कार्यों से सच्ची खुशी, सच्चा आनंद प्राप्त होता है ? अपनी खुशी को आपस में बांटकर उसका लुत्फ उठाइए। हास्य जीवन का सौरभ है। कोई कलिका जब खिलखिला उठती है, तो उसका सौंदर्य देखते ही बनता है। मनहूसों का दिल भी उसकी ओर आकर्षित हो उठता है। जीवन की विभीषिकाओं से दग्ध व्यक्ति के लिए तो वह नव जीवन का प्रेरणा केंद्र ही बन जाती है। बाल सुलभ मुस्कराहट, हंसी-विनोद के संपर्क में आकर निराशाग्रस्त एवं नीरस मनुष्यों में भी उम्मीद का प्रकाश जगमगा उठता है। हास्य विनोद अपने दुखों एवं अवसाद की अनुभूतियों को तिरोहित कर देता है। अतः सदा जवान और ताजा रहने के लिए खूब हंसिए, ठहाका लगाकर हंसिए, बिना किसी व्यवधान के हंसिए, क्योंकि हंसी तो ईश्वर की विशेष देन है। अतः जितना जी चाहे उतना हंसिए, अपने बचपन की गहराइयों में उतर कर अपनी शैतानियों पर ठहाका लगाइए। फिर देखिए जिंदगी किस तरह खिल उठती है। खिलखिलाकर हंसने के लिए कुछ नुसख़े यहां प्रस्तुत हैं। ध्यान में रखिए और जी भरकर हंसिए—

1. अपने बचपन की शरारतों को हमेशा ख्याल में रखें। घर में, दोस्तों में इसकी चर्चा करते रहें और जी भरकर हंसें ?
2. मूड को ठीक रखने के लिए कोई अपना प्रिय गीत गुनगुनाते रहें तो ज्यादा अच्छा है।
3. जीवन के प्रति व्यावहारिक दृष्टिकोण अपनाए रहें।
4. गीत, संगीत, नृत्य, गायन, वादन, साहित्य, कविता आदि स्वस्थ मनोरंजन के साधन हैं।
5. जिन कार्यों से आपको संतुष्टि प्राप्त होती हो, उन्हें कीजिएगा।
6. वर्तमान हालात में आप जितना खुश रह सकते हों, रहें।
7. कल की चिंता त्याग कर आज को भरपूर भोगिए।
8. क्रोध आने पर किसी व्यंग्यपूर्ण विषय पर चर्चा कीजिए।
9. असामान्य हालातों में गुस्से पर नियंत्रण रखकर मस्तिष्क को शीतल रखिए।
10. अधिक कार्य व्यस्तता के समय आस-पास के साथियों के साथ

व्यंग्य-विनोद करते रहें। यह कार्य को आसान और मस्तिष्क को हलका कर देगा।

11. बच्चों के साथ बच्चा बन जाइए। खूब खेलिए, खिलाइए और उन्हीं की तरह व्यवहार कीजिए।
12. छोटी-मोटी बातों को हंसकर नजरअंदाज कर दीजिए।
13. खराब से खराब समय में भी हंसते रहिए। संघर्षशीलता सर्वश्रेष्ठ है। जमें रहिए, कठिनाइयों के बादल हट जाएंगे।
14. अच्छा ही होगा–''सब अच्छा ही है'' का मंत्र जीवन का मूल मंत्र है।
15. हंसने का कोई भी अवसर न गंवाएं, जमकर ठहाके लगाइए। दिल खोलकर हंसिए, प्रकृति भी आपके साथ झूम उठेगी।

अध्याय 18

शान व सम्मान के साथ जिएं

महानता के मार्ग पर हर कोई चल सकता है और सच्चे अर्थों में सौभाग्यवान और शान से जीने वाला बन सकता है। इसे मूर्खता ही कहना चाहिए कि लोग बड़प्पन की मृगतृष्णा में भटकें और महानता की उत्कृष्टता की उपेक्षा करें।

संसार में प्रत्येक प्रतिभावान व्यक्ति को अपने गौरव को बढ़ाने की महत्वाकांक्षा होती है। प्रत्येक मनुष्य की एक उमंग होती है कि अपने को अन्य लोगों की तुलना में अधिक श्रेष्ठ, अधिक वरिष्ठ सिद्ध करने की। इसी को महत्वाकांक्षा कहते हैं। हर व्यक्ति में महत्वाकांक्षा पाई जाती है। ऐसे लोग कम ही होते हैं, जो पेट भरने, तन ढंकने भर से संतुष्ट हो जाएं और आत्म प्रदर्शन के लिए कुछ न करें। तन ढंकने के लिए कुछ गज कपड़ा लपेट लेने से काम चल सकता है, किंतु देखा जाता है कि विचित्र फैशन की तरफ लोग सदैव आकर्षित रहते हैं। इस सबका एक ही प्रयोजन है कि लोगों की नजरों में हमारी शान रहे। गरीब द्वारा शान के लिए अमीरी की स्वांग बनाया जाना कितना बचकाना लगता है। मित्र संबंधियों से कपड़े उधार लेकर बारात में अकड़ते हुए जाना जानकारों की दृष्टि में कितना भोंडा

लगता है। अमीरी का ढकोसला खड़ा करके बचकाने लोग झूठी शान प्रदर्शित कर बड़प्पन प्राप्त करने का प्रयास करते हैं, पर उन्हें उसमें सफलता नहीं मिलती। ढोल की पोल खुले बिना नहीं रहती। कोई अनपढ़ यदि अपने विद्वान होने की डींग हांके, तो थोड़ी देर की बातचीत में ही उसकी कलई खुल जाती है। ढकोसला खड़ा करके झूठी शान के लिए झूठी वाहवाही लूटी जा सकती है, पर असलियत देर तक छिपती नहीं है–

__स्वामी विवेकानंद__ जब पहली बार सितंबर 1893 में विश्व धर्मसभा को संबोधित करने अमेरिका पहुंचे, तो उनके ढीले-ढाले वस्त्रों को देखकर एक अमेरिकी ने फिकरा कसा, "ये बेचारे भारतीय बहुत गरीब होते हैं।" इस पर स्वामी जी ने छूटते ही कहा, "यही तो हमारे आपके दृष्टिकोण में सबसे बड़ा अंतर है। हम भारतीय, फकीरी में ही अमीरी का आनन्द उठाते हैं और आप अमीरी में भी फकीर ही बने रहते हैं। आप आनंद को धन-संपत्ति, ऐशो-आराम में ढूंढ़ते हैं। जबकि आनन्द तो अंदर की संपत्ति है। आप उसे बाहर ढूंढ़ते हैं, और हम एक गोताखोर की भांति अपने अंदर तलाशते हैं।"

स्वामी जी ने सत्य ही कहा है। इस बाहरी दिखने वाली शान शौकत से कार्य चलने वाला नहीं है। यह तो दिखावा मात्र है। अगर शान से ही जीवन जीना है, तो आपको यह ढकोसला समाप्त करना होगा, तभी आप असली शान के साथ जीवन गुजार पाएंगे। शान के साथ जीना मनुष्य का स्वाभाविक अधिकार भी है। यही जीना हकीकत का जीना कहलाता है। ऐसी ही शान के साथ आप भी जी सकते हैं। अगर स्वयं में थोड़ा सुधार कर लें। अपने स्वाभिमान को जाग्रत कर लें, अपनी सफलताओं एवं अच्छे कार्यों पर गर्व कीजिए। स्वयं को गौरवान्वित अनुभव कीजिए, शान के साथ जीवन गुजारिए, मगर ध्यान रहे कि अपने इस गर्व को घमंड में नहीं बदलने देना है। आपका स्वाभिमान आपको दीन नहीं बनने देगा, आप में दुर्बलता नहीं पनपने देगा। दूसरों के सामने गिड़गिड़ाने नहीं देगा, वरन आपको स्वावलंबी ही बनाएगा। जीवन की शान बढ़ाएगा।

__अर्मीनिया के सर्वोच्च सेनापति सीरोजग्रिथ__ का व्यक्तित्व

उनकी माता ने बनाया। विधवा नार्बिन ग्रीड कपड़े सिलकर किसी तरह अपना और बच्चों का पेट भरती थी। बड़े बेटे ग्रिथ ने अपनी मर्जी से गरीबी के कारण स्कूल में फीस माफ कराने वाली अर्जी दे दी, जो परिस्थिति से जानकार अध्यापक की सिफारिश पर मंजूर हो गई। ग्रिथ की माता को जब यह बात पता चली, तो उन्होंने उस सुविधा को अस्वीकार कर दिया। उन्होंने लिखा, "हम लोग मेहनत करके गुजारा करते हैं, तो फीस क्यों नहीं दे सकेंगे ? गरीबों में अपनी गणना कराना हमें मंजूर नहीं, हमारा स्वाभिमान कहता है कि हम गरीब नहीं। अपने स्वावलंबन से इन परिस्थितियों से भी जूझ लेंगे।"

वास्तव में यही शान भरा जीवन है। अपने पुरुषार्थ पर भरोसा कीजिए। किसी के सामने हाथ फैलाकर स्वयं को बौना सिद्ध मत कीजिएगा। आत्म ग्लानि, आत्म हीनता जैसी स्थिति को जन्म मत दीजिएगा। आपका स्वाभिमान इसे गवारा नहीं करेगा, क्योंकि दूसरों के सामने आपकी हीनता ही आपकी शान के विरुद्ध कार्य करेगी और आपको कभी शान से नहीं जीने देगी। अतः अपनी शान के विरुद्ध कोई कार्यवाही मत कीजिए। जो कार्य आपके करने लायक नहीं हो, उसे कभी मत कीजिए। क्योंकि ऐसा कोई भी कार्य आपके व्यक्तित्व के विरोध में भी जा सकता है। करने लायक कार्यों को अवश्य कीजिए। उससे पीछे मत हटिए। आपकी यही दृढ़ता आपकी शान में वृद्धि करेगी। आपका स्वाभिमान आपकी शान में चार चांद लगा देगा। यही स्वाभिमान आपका रक्षक भी है और पथ प्रदर्शक भी। आपके आदर्श आपके जीवन में ज्योति प्रकाशित कर देंगे। आपका शौर्य आपको प्रसिद्ध कर शान में वृद्धि करेगा। स्वाभिमान की खातिर अपने नियमों एवं आदर्शों का पाबंद होना, आपके लिए आवश्यक है। निर्मल मन से स्वाभिमानपूर्वक जीवन को भोगिए, शान के साथ जीवन बिताइए। आपका स्वाभिमान, स्वावलंबन द्वारा आपको आगे बढ़ाता रहेगा। जीवन पथ पर कीर्ति का विस्तार होता चला जाएगा। शनैः-शनैः आपकी श्री में वृद्धि होती चली जाएगी। कुछ सूत्र यहां प्रस्तुत हैं। इनका प्रयोग आपके प्रयोजन हेतु हितकर ही रहेंगे—

1. अपने जीवन के कुछ नियम एवं सिद्धांत बना लें। इन नियमों एवं

सिद्धांतों का मालन बिना किसी भूल के करें।

2. मन को अच्छे न लगने वाले कार्य को कभी न करें।
3. अपनी प्रतिष्ठा के प्रतिकूल भी कोई कार्य न करें।
4. प्रतिकूल परिस्थितियों में भी अपनी शान को कम न आंकें।
5. स्वाभिमान को बनाए रखने के लिए किसी के सामने हाथ फैलाना, गिड़गिड़ाना, रिरियाना जैसे कार्य कभी न करें।
6. स्वाभिमान के साथ प्रतिकूलताओं से संघर्ष करें। स्वाभिमान को पुष्ट करने के लिए स्वयं की शक्ति पर विश्वास करें।
7. बचकानी बातें, हरकतें आपकी शान के लिए हानिकारक सिद्ध होंगी। इनसे बचें।
8. झूठी शान के लिए विभिन्न तरह के ढोंग रचाना आपके लिए आपत्तिजनक सिद्ध हो सकता है।
9. आप अपनी असलियत को कभी भी छिपाइए मत।
10. बनकर बोलना या इतराकर चलना अथवा दिखावटी गतिविधियां शान की दुश्मन हैं। स्वाभाविक रूप से गतिविधियां जारी रखिए।
11. स्वयं के बारे में कभी बढ़ा-चढ़ाकर बातें मत कीजिए। ये बातें शान में कमी लाएंगी। आपके व्यक्तित्व को कमजोर बनाएंगी। जो सत्य है, उसी से सबको परिचित कराइए।
12. समाज सेवा कीजिए, मानवता के धर्म को अपनाइए। वसुधैव कुटुंबकम की भावना पर अमल कीजिए।
13. मन को निर्मल व निष्कपट बना लीजिए। सभी कुछ आपकी शान में सम्मिलित हो जाएगा।

अध्याय 19

स्वप्न जरूर साकार कीजिए

स्वप्न जिंदगी के अविभाज्य अंग हैं। प्रत्येक मानव के सपने ही उसे प्रगति की राह दिखाते हैं। यदि स्वप्न देखना मनुष्य छोड़ दे, तो उसकी जिंदगी एक ही स्थान पर ठहर कर रह जाएगी।

मनुष्य की एक जन्मजात प्रकृति है—स्वप्न देखना। ये स्वप्न ही वह अमृत रस हैं, जो उसके जीवन की निराशा, उदासी को नष्ट कर उसके सुखद भविष्य का निर्माण करते हैं। अगर मनुष्य सपनों के जाल न बुने, तो उसकी जिंदगी बोझिल होकर रह जाए, जीवन नीरस लगने लगे। फिर दुनिया का कोई सार ही न रहे और यह हकीकत भी है। जो स्वप्न देखना नहीं जानता अथवा देखकर भूल जाता है, उसकी जिंदगी प्रगतिहीन होकर रह जाती है। उसका परिश्रम दैनिक आवश्यकताओं की पूर्ति में ही उलझकर रह जाता है और वह घिसा-पिटा जीवन गुजारने पर विवश हो जाता है। महत्वाकांक्षाएं स्वयं ही नष्ट हो जाती हैं। अतः स्वप्न देखना कोई बुरी बात नहीं है। आप भी स्वप्न देखिए, भरपूर देखिए, मगर शेखचिल्ली वाले स्वप्न नहीं, वरन महान लोगों वाले स्वप्न देखिए। यही आपके जीवन निर्माण को दिशा देंगे।

ध्यान रखिए कि सूझबूझ प्रोत्साहनों तथा भावनात्मक सहारों के बल पर आप अपना कोई भी सपना वास्तविकता में बदल सकते हैं। अपने कामना कौशल के द्वारा इन्हें पूरा कर सकते हैं। इसके लिए किसी चमत्कार की आवश्यकता नहीं है। इन्हें पूर्ण करने के लिए जिन साधनों की आवश्यकता होगी, वह सब आप में हैं अथवा आस-पास मौजूद हैं। आवश्यकता है तो आपके पूरी सूझ-बूझ, संकल्प और शक्ति से अपने सपनों को पूरा करने की। इसके लिए आप अपने आत्मीयजनों की सहायता भी ले सकते हैं।

जो स्वप्न आपको अधिक पसंद है, उसकी पूर्ति में स्वयं को तुरंत लगा दीजिए। आप यह सब प्रारंभ करने के लिए निपुणता, प्रमाण पत्र या पैसा जमा करने की प्रतीक्षा मत कीजिए। समय को पहचानिए और उचित समय का तुरंत लाभ उठाइए।

एक व्यक्ति का स्वप्न था कि उसका अपना भी एक मकान हो, जिसमें वह चैन के साथ जीवन व्यतीत कर सके, क्योंकि किराए के मकान में रहते-रहते व मकान मालिकों की बातें सुनते-सुनते मन ऊब चुका था। अब तो एक ही सपना था कि अपना मकान हो, तो अच्छा है। स्वप्न तो सुंदर था, परंतु जेब में पैसे जमीन का बैनामा कराने लायक भी नहीं थे। मन में स्वप्न पलता रहा, दृढ़ता से निश्चय के रूप में बदल गया। शीघ्र ही आवास-विकास के बने बनाए मकानों का आवंटन आरंभ हो गया। उन्होंने भी प्रार्थना पत्र दे दिया। एक महीने पश्चात मात्र नौ हजार रुपए में उनको मकान पर कब्जा मिल गया। बाकी की रकम किश्तों में 15 वर्षों तक चुकानी थी। जिसे वह आसानी से चुका सकते थे। बिना किसी आधार के देखा गया स्वप्न अब हकीकत में उनके सामने था। खुशी का ठिकाना न रहा। आज वह उसी मकान में रहकर मजे में जिंदगी गुजार रहे हैं।

सपने को वास्तविकता में बदला देखकर किसे प्रसन्नता नहीं होगी ? स्वाभाविक है कि ऐसी कल्पनाओं को मूर्त रूप देने के लिए वैसे ही प्रयत्न भी आवश्यक है।

यदि आप अपने सपनों को साकार होते देखना चाहते हैं, तो लक्ष्य पर हमेशा ध्यान जमाए रखिए। उद्देश्य पूर्ति हेतु लगन के साथ कर्म कीजिए। वैसे ही साधन अपनाइए, आपके स्वप्न अवश्य ही पूरे होंगे। आपकी सोच वास्तविकता का बाना धारण कर लेगी। आपका कर्म लगन के साथ मिलकर सपनों को साकार कर देगा। अपने सपनों को पूर्ण करने के लिए निम्नलिखित बातों को ध्यान में रखिए :

1. मन को दृढ़ संकल्प से भरकर सदैव लगनशील रहिए।
2. निश्चय कर लीजिए कि कौन-सा स्वप्न पूरा करना है। जो सबसे अच्छा लगे, उसी से प्रारंभ कीजिए।
3. अपने शुभचिंतकों एवं हितैषी लोगों को भी अपनी इच्छा की जानकारी दीजिए। इन लोगों को भी स्वप्न में पूर्ति करने के लिए भागीदारी बनाइए। उनकी सलाहों पर अमल कीजिए।
4. कार्य को पूर्ण करने वाले विभिन्न उपायों पर पूर्ण रूप से विचार मंथन अवश्य करें।
5. स्वप्न पूरा करने के लिए उचित संबंध में पूर्ण सतर्कता बरतें।
6. गंभीर कार्यों या बातों को कभी हलके स्तर पर न लें।
7. महत्वपूर्ण कार्यों के पूर्ण होने तक गंभीरता बनाए रखें।
8. सपनों से नाता मत तोड़िए—नहीं तो जीवन नीरस हो जाएगा।
9. सुखद सपने सुखद अनुभूतियों के जन्मदाता हैं।
10. आपकी यह जिंदगी भी तो एक सपना ही है। इसे पूरी लगन परिश्रम और आत्म-विश्वास से खुशहाल बनाइए।